上海市医学会 组编

肾脏护理跟我学

方 艺 丁小强 沈 波 主编

U0257768

复旦大学出版社

编委会

主　　编　　方　艺　丁小强　沈　波

主编助理　　吴薇薇　项　波

编　　者　　(以姓氏拼音为序)

插　　图　　徐灵菡

本书出版受到上海市医学会肾脏病分会、上海市科委科普项目
(19DZ2321400)和上海市肾脏疾病临床医学中心(2017ZZ01015)、
上海市重点实验室(20DZ2271600)的大力支持。

前　言

　　古语有云"肾乃先天之本"，足见肾脏的重要性。肾脏疾病已经成为影响人类健康的重大疾病，不仅可以引起肾衰竭和尿毒症，还可以导致高血压、冠心病、心力衰竭和中风等一系列后果，严重影响患者的预期寿命和生活质量。

　　早期积极预防肾脏疾病发生，一旦发病，及时采用有效、科学的治疗措施防止尿毒症发生、降低心脑血管并发症等是肾科医务工作者面临的挑战。同时，患者良好的自我管理也是改善肾脏疾病预后的关键措施。普及肾脏健康知识有助于提高群众对肾脏疾病的知晓率，帮助肾脏病患者实现对疾病良好的自我管理，从而延缓肾脏病进展，过上健康、幸福的生活，这也是本书出版的初衷。

　　与以往出版的肾脏疾病科普图书相比，本书的内容更注重肾脏疾病相关的居家护理，在一些细节的描述上更为细腻、翔实；同时，对儿童、老年人和孕产妇等特殊人群，也有针对性的肾脏疾病防治篇章。本书参编作者均为临床一线的肾脏疾病专科医护人员，既有丰富的临床经验，也是多年一直用心从事病患宣教的"科普达人"。从编委们笔下溢出的不仅是多年来科普和患教工作的沉淀，更洋溢着他们对人民大众和肾病患者真挚的关爱。感谢参与此书编写的复旦大学附属中山医院、上海市医学会肾脏病分会护理学组、上海市肾脏疾病与血液净化重点实验室、上海市肾脏疾病临床医学中心的各位专家们（见编著者名单）表示衷心的感谢。

本书籍的出版得到上海市卫健委"重中之重"临床医学中心项目（2017ZZ01015）和上海市科委重点实验室项目（14DZ2260200，20DZ2271600）以及上海市科委科普项目（19DZ2321400）的资助。

希望本书能给读者带来较为全面的肾脏保健知识，并为肾病患者提供专业的居家护理建议，帮助大家实现"健康肾脏，美好生活"。

方艺

2022.1.22

目　录

第一章 肾脏疾病基础知识

了解肾脏

肾脏形似蚕豆，是人体最主要的排泄器官，位于腰部脊柱两侧，左右各一，紧贴腹后壁。肾脏内部结构可分为肾实质和肾间质两部分。肾实质外层为皮质，呈红褐色，由约100万个肾单位组成，内层为髓质。肾脏大小、重量随年龄、性别而异，中国成人肾脏长（上下径）、宽（左右径）、厚（前后径）分别为 10.5~11.5 cm、5~7.2 cm、2~3 cm，重量男性为 100~140 g，女性略轻。

（丁小强）

肾脏的功能

古人云："肾乃先天之本"，足见肾脏在人体生长发育和生命活动中的重要地位。肾脏不仅是人体主要的排泄器官，通过排出代谢产物及调节水、电解质、酸碱平衡来维持机体内环境稳定，同时也兼具内分泌调控的作用，参与多种生理活动。

1. 排泄代谢产物 人体在代谢过程中产生多种废物，如肌酐、尿素、尿酸及其他代谢产物，都需要经过肾脏处理后通过尿液排出。肾衰竭时，代谢产物不能排出体外，在体内积聚造成中毒，就是所谓的"尿毒症"。

2. 排泄毒素 肾脏可以排泄进入人体的外来毒素（环境毒物、生物毒素如青鱼胆、蜂毒等）、内源性毒素（过高的血糖、尿酸、肌肉损伤释放的肌红蛋白等）和某些肾毒性药物等。

3. 调节水、电解质、酸碱平衡 血液通过肾小球滤过形成滤液，滤液进入肾小管，肾小管将其中大部分水、钠、钾、钙、镁、碳酸氢钠、氯及磷酸盐等重吸收，并分泌氢、钾、氨等，且能按人体的生理需要量来调节其重吸收及分泌量，从而实现对水、电解质、酸碱平衡的调节。因此，患肾脏疾病时可能出现水肿、高血压、高钾血症及代谢性酸中毒等。

4. 内分泌功能 肾脏可分泌多种内分泌激素，如肾素、血管紧张素、前列腺素、激肽、促红细胞生成素及活性维生素D等，也参与灭活某些内分泌激素。

（1）分泌肾素、血管紧张素及前列腺素、激肽：均为血管活性激素，通过肾素－血管紧张素－醛固酮系统和激肽释放酶－激肽－前列腺素系统参与血压及水盐代谢的调节。

（2）分泌促红细胞生成素：出生后促红细胞生成素主要由肾脏生成，可刺激骨髓造血，使骨髓红细胞集落形成单位，分化成熟为红细胞。

（3）分泌活性维生素D：肾脏产生1α－羟化酶，可将25－羟维生素D转化为高度活性的$1,25$－二羟维生素D_3[$1,25(OH)_2D_3$]，即骨化三醇，它是最具生物活性的维生素D。活性维生素D能促进肠道对钙、磷的吸收，也可促进骨中钙、磷吸收及骨盐沉积，在调节钙、磷代谢中起重要作用。

（4）灭活作用：肾脏对胰岛素、甲状旁腺素、胃泌素等多种激素具有灭活作用，当肾功能不全时激素灭活、减少，可引起代谢紊乱。

（丁小强）

肾脏疾病的早期筛查

慢性肾脏病号称"沉默的杀手"，早期症状可能并不明显，如果等到身体不适再去就诊，可能会贻误诊断和治疗的最佳时机。当然，如果已经出现水肿、乏力等可疑症状，一定要及时去医院肾内科就诊。即使没有任何症状，也应该定期体检，尤其是慢性肾脏病的高危人群，筛查的频率应该高于普通人群，并应定期评估肾功能，必要时及时就诊。

诊断慢性肾脏病必须进行的筛查项目包括尿液检查（尿常规、尿白蛋白／肌酐比值测定等）、肾脏超声和肾功能检查等。其中，肾功能检查主要是指血清肌酐检测，但是这一指标非常不敏感，通常当肾小球滤过功能丧失一半以上时，血清肌酐才开始轻度上升。因此，不能单凭血清肌酐是否超过正常值来判断有没有肾功能减退，而应结合年龄、体重、营养状况等，根据相应公式计算出肾小球滤过率，或者直接用同位素法测定肾小球滤过率，以肾小球滤过率来评判肾功能是否减退，才更有助于早期发现慢性肾脏病。

（方　艺）

肾脏疾病的常见症状

慢性肾脏病早期症状不明显，但如果出现以下症状须及时就诊，排除肾脏疾病或其他相关疾病。

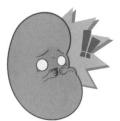

1. 面色苍白　很多尿毒症患者早期都会出现贫血症状，贫血患者一般表现为脸色苍白、泛黄，唇、甲苍白等。因此，面色苍白、泛黄可能是尿毒症早期症状之一。

2. 血压升高　肾脏病变时会分泌升高血压的物质，引起血管收缩，水和钠盐潴留，从而导致高血压的发生。

3. 食欲不振　严重水肿或者尿毒症患者常有食欲不振的情况出现，如果出现消化不良、厌食及恶心等，一定要谨慎对待。

4. 神经精神症状和肌肉的不舒适感　早期有失眠、记忆力减退、精神异常、反应淡漠等症状，肾功能严重减退时还会出现肢体麻木、皮肤疼痛或烧灼感，伴随肌肉痉挛、震颤等症状。

5. 口中异味　如果出现口臭、口中异味，特别是呼出气体带有尿味，要警惕肾脏病。

6. 皮肤瘙痒　当肾脏出现严重损害时，会导致体内的代谢废物无法通过尿液正常排泄，而会通过皮肤和肠道等途径增加代谢产物和尿毒症毒素的排泄。由于体内毒素增加刺激皮肤，易出现瘙痒等症状。

7. **尿色、尿量和排尿习惯异常**　如果发现尿液浑浊、尿液泡沫增多或者尿液颜色异常（尿液呈西瓜水、浓茶等异常颜色时）需要引起重视，及时就医。正常饮水情况下，如果24小时排尿少于400 ml则提示少尿，需要高度警惕是否存在严重的肾功能减退；肾功能不全早期还可以出现夜尿增多现象。

8. **水肿**　眼睑、双下肢等皮下疏松和下垂部位及卧床患者骶尾部是肾性水肿最早、最常出现的部位。如果是全身性的水肿，往往提示病情比较严重。

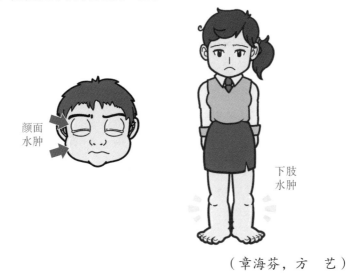

颜面
水肿

下肢
水肿

（章海芬，方　艺）

肾脏病的检查项目和意义

肾脏检查包括尿液、血液、影像学和肾活检病理检查。尿液检查包括尿常规、尿沉渣相差显微镜、24小时尿蛋白定量、中段尿细菌培养等。血液检查包括肾功能检查和估算肾小球滤过率等。影像学检查包括肾脏和肾血管超声波、X线和（或）CT、磁共振成像（MRI）、同位素肾图等。

1. 尿液检查

（1）尿常规检查：这是最简单、方便的方法，一般医院都可以做，可以根据尿常规结果初步判断有无血尿、蛋白尿及尿路感染等。

（2）尿相差显微镜检查：如发现有血尿，需做尿相差显微镜检进一步检查尿中红细胞形态，进而判断血尿来源。肾小球疾病引起的血尿，尿液红细胞形态异形多样。

（3）24小时尿蛋白定量及尿系列蛋白、尿电解质、尿肌酐、尿素氮、尿酸检查：收集24小时尿液，如果排出的尿蛋白量超过150 mg，就认为有蛋白尿。同时还可以进行高尿酸血症的分型，评估钠盐摄入情况等。

2. 肾功能评估　通常，肾脏病中、晚期才会出现肾功能指标异常。一般抽血检查血尿素和血肌酐。血尿素是尿毒素的一种，与蛋白质代谢、胃肠道出血有关，并不一定代表肾脏病的严重程度。要正确评估肾功能，应做内生肌酐清除率测定，可以反映肾小球滤过率。

3. 影像学检查

（1）超声检查：利用超声波在肾脏的回音形成的影像，可以发现肾脏外形、大小及内部构造的变化。

（2）X线/CT检查：平面腹部X线片可看出两侧肾脏的位置、大小、形状及是否有结石；静脉尿路造影是将造影剂通过静脉注入体内，显现出肾脏、输尿管及膀胱的形态、位置，但肾功能不全患者须谨慎选择该检查。CT检查可显示肾脏的位置、大小，对于肿瘤、脓肿、结石、囊肿的鉴别能力优于超声检查。

（3）MRI检查：能查出普通X线无法检查出的占位和形态异常。

（4）同位素肾图：将放射性药物注入静脉后，记录放射性药物在肾内浓聚和排出的情况，用以判断肾血流量、肾脏功能等。

4. 肾活检　是有创伤性的检查，也是诊断肾脏病的"金标准"，是制订治疗方案的有力依据。

（薛　宁）

尿标本的留取方法和注意事项

肾脏科留取尿液标本的检查项目非常多，如尿常规、中段尿培养、24小时尿等。尿液标本留取看似非常简单，但其中的门道和讲究可不少。

1. 常规尿液标本的留取

（1）采集要求：留取的尿液应是在膀胱内停留4小时以上的，留尿前不要大量饮水，以免稀释尿液。

（2）采集方法：留取晨尿或随机尿液时，尽可能取中段尿以避免外阴部或尿道口包皮等的污染。留取中段尿时，最初的一小段尿液弃去，中间的尿液留下，最后少量尿液也不用，避免混入白带、粪便等，留取10 ml尿量。

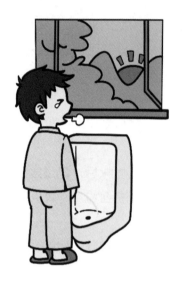

（3）注意事项：

1）留取尿液时应使用医院提供的清洁、干燥容器，最好使用一次性容器（如塑料尿杯），避免因污染而影响检验结果。

2）女性患者建议用纸巾清洁外阴，月经期不宜留取。

3）男性患者避免在前列腺按摩后立即做尿常规检查，避免混入精液和前列腺液。

4）尿液标本必须新鲜，一般需在2小时内送检。如留取尿相差显微镜标本，最好半小时内送检，搁置过久会影响检验结果。

2. 中段尿细菌等病原体培养的标本留取

（1）采集要求：应用无菌容器留取无菌中段尿液10~20 ml。

（2）采集方法：女性患者用纱布沾生理盐水清洗外阴消毒，弃去前段尿液后留取中段尿于无菌容器内。男性患者用消毒液消毒尿道口，然后留取中段尿于无菌容器内。

（3）注意事项：

1）尿培养留取标本要求无菌，否则细菌污染会影响化验结果。一般尿培养留取标本应当在护士指导下进行。

2）留取尿样后立即盖好无菌尿液培养瓶的瓶盖，不能再擅自打开，以免样本被污染。

3）正在使用抗生素或刚结束抗感染药物治疗的患者不宜

做尿培养，建议停药 4 天以上再做检查。

3. 24 小时尿液的留取

（1）采集要求：收集当日清晨 6:00 至次日清晨 6:00 的 24 小时尿液于清洁干燥的大容器中。

（2）采集方法：留取 24 小时尿时，当日清晨第 1 次尿液弃去，请记住时间（如早晨 6:00），然后将此后 24 小时内所有的尿液（直至第 2 天早晨同一时间的过夜尿，如早晨 6:00）留于尿桶内。将收集的尿液充分混匀后，带至检验科化验或交给病房护士（门诊患者收集尿液的起始时间也可以根据实际情况，建议选择上午的时间为佳）。

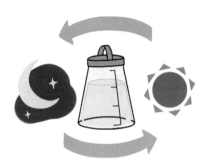

（3）注意事项：

1）女性月经期不宜留取尿液。

2）必须保证所有尿液保留在尿桶中。

3）收集尿液的容器应放置在阴凉处，加盖保存。如自行准备容器，需清洁、干燥。若没有防腐剂，可将所有留取尿液置于 2~8℃保存。

4）留取的 24 小时尿液标本应及时送检。

（吴薇薇）

哪些人容易患慢性肾脏病

合并以下危险因素或者慢性疾病者易患肾脏疾病。

1. 糖尿病 长期高血糖会造成肾脏病变及血管病变。1型糖尿病诊断 5 年后即需做微量白蛋白尿的筛查和肾功能评估。2 型糖尿病无论何时诊断，一旦诊断须立刻做微量白蛋白尿的筛查和肾功能评估。

2. 高血压 血压控制不佳会引起肾脏血管硬化（肾动脉狭窄）及肾小球硬化。

3. 心脑血管疾病、心力衰竭 心力衰竭、冠心病等容易导致肾功能减退、肾小球滤过率下降。

4. 高尿酸血症和痛风 血尿酸浓度过高时，尿酸盐会沉积在肾脏造成损伤。部分患者在痛风急性发作时使用的止痛药物也会影响肾功能。

5. 高脂血症 高脂血症可引起动脉粥样硬化，导致肾动脉狭窄和高血压。

肥胖：身体质量指数（BMI）* ≥ 24 kg/m^2 或男性腰围 > 90 cm 或女性腰围 > 80 cm 人群常合并高血压、高脂血症和高血糖，易导致肾脏病；肥胖会引起肥胖相关性肾病，导致蛋白尿和肾功能减退。*BMI= 体重（kg）/ 身高（m）^{2}。

6. 系统性红斑狼疮 血管炎和类风湿关节炎等自身免疫性疾病本身可累及肾脏，治疗这些疾病的药物常可引起肾脏损伤。

7. 恶性肿瘤 肿瘤侵犯肾脏或压迫尿道可能造成肾积水。抗肿瘤药物本身和介入手术等均可能引起肾脏损害。

8. 感染性疾病 人类免疫缺陷病毒（HIV）感染、乙型和丙型肝炎病毒感染、严重的细菌感染等都可能引起肾炎，而一些抗感染的药物也可能引起肾损害。

9. **吸烟和饮酒** 吸烟会刺激交感神经、升高血压，造成肾脏负担而影响肾功能，且尼古丁可能直接伤害肾脏。大量饮酒可能直接引起高尿酸血症；饮酒者伴不良饮食习惯也可能导致高血压和高脂血症，从而引起肾损害。

10. **肾脏病家族史** 家族中有蛋白尿、血尿、多囊肾、遗传性肾炎及透析治疗的患者。

11. **长期或慢性用药史** 有长期、慢性用药史的患者。

12. **年龄** 老年人肾功能随年龄增加出现生理性退化，容易合并肾功能减退或更容易发生肾功能损伤。

（薛　宁）

伤肾行为排行榜

肾脏是容易受伤的器官，不良的生活习惯或行为都可能伤害它。接下来，我们不妨来看看伤肾行为排行榜吧，你在日常生活中可能也犯过某些错误。

1. **第一名：滥用药物**　"是药三分毒"，作为药物最重要的代谢和排泄器官，肾脏受到药物损害的概率大大增加。很多药物都可能导致肾损伤，这需要我们引起警惕。

这些药物在我们的生活中随处可见，常见的有：①抗生素，如氨基糖苷类的链霉素、庆大霉素，青霉素或第一代头孢菌素，磺胺类药物复方磺胺甲噁唑（新诺明），以及万古霉素等。②解热镇痛药，如阿司匹林、对乙酰氨基酚、布洛芬等含有非类固醇抗炎药成分的止痛药、感冒药、退热药等，须慎用。③中药，如关木通、广防己、马兜铃酸、朱砂莲等植物类中药；蜈蚣等动物类中药；龙胆泻肝丸、甘露消毒丸、排石颗粒、中华跌打丸、复方蛇胆川贝散等复方中成药。④碘造影剂也可导致肾损伤，尤其是合并慢性肾脏病、糖尿病、高血压和高龄患者，在准备接受增强 CT、血管造影检查前，须告知医生既往病史，全面评估造影剂肾病的风险。⑤部分降压药、抗肿瘤药物、抗结核药物等也可能伤肾，大剂量或长期服用的患者须密切随访肾功能。

2. **第二名：喜欢吃腌制或偏咸食物**　我们每天在饮食中摄取的盐分，95% 由肾脏代谢，若盐摄入太多，肾脏的负担就会加重，水分和盐分会同时在身体内潴留，导致血压升高，进一步加重肾脏负担。

3. **第三名：不喝水，常憋尿**　不爱喝水的人容易发生泌尿系统感染、结石，所以充足的饮水对肾脏健康非常重要。充足饮水既能保证肾脏充分的血流灌注，又能促进肾脏排毒，还能避免肾结石的发生。尤其是夏天流汗多，更应该注意多饮水。每天摄入的白开水须占一天饮水量的一半以上，不能用果汁、饮料等代替白开水。健康人每天尿量在 1 500 ml 左右较合理。合并心、肾等疾病的患者需根据医嘱估算每天饮水量。另外，经常长时间憋尿也是一个不良习惯，容易造成细菌滋生，引发尿路感染。

4. **第四名：肥胖，还胡吃海喝**　近年来，肥胖人群大幅度增加，尤其是年纪轻轻就有了"啤酒肚"，这是慢性病滋长的温床。血脂、血糖、血压、尿酸全线"飘红"，使肾脏病发生风险大大增加。

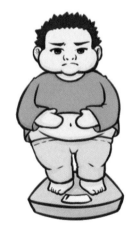

5. **第五名：长期不运动，突然剧烈运动**　运动锻炼好处多，但运动需要遵循量力而行、循序渐进的原则。长期不

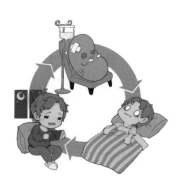

运动的人突然剧烈运动可能会导致横纹肌溶解、急性肾损伤，严重者需要进行透析治疗，甚至危及生命。另外，还需要注意，高温下长时间运动时，反复热应激和脱水也会导致肾损害，建议避开高温时段运动，且运动出汗后要及时补水。剧烈运动后勿忘做放松运动。感冒期间或感冒后身体尚未完全恢复时运动更易发生肾损害，此时应注意休息，适量活动。

6. 第六名：熬夜，作息紊乱 肾的正常工作与人体的生物钟息息相关，良好、规律的睡眠可以让肾脏合理分配运行负荷。熬夜、作息紊乱、过度劳累是诱发肾脏病的原因之一。

7. 第七名：经常感染 经常反复的感染，比如感冒、扁桃体炎、胃肠炎等可能诱发和加重肾病。不少患者在发病前或肾脏病加重前的短时间内多有过严重感染的病史。养成在人群密集处做好个人防护、保持室内通风和空气清新、注意饮食卫生等良好习惯可以有效减少肾脏病的发生和减缓疾病进展。

8. 第八名：有肾病家族史却从不体检 相似的遗传背景、相同的生活习惯使得肾病人群有一定的家族聚集现象，如果您的家人患有慢性肾脏病，请不要忽视自身肾脏健康问题的筛查。

9. 第九名：吸烟、喝酒 大量研究表明，与不吸烟者相比，吸烟者发生慢性肾脏病的风险上升了34%，而正在吸烟的肾友比不吸烟者进展成尿毒症的风险高出近1倍，且随着吸烟数量增加，风险增大。长期过量饮酒会使慢性肾病的发病风险翻倍，而既吸烟又饮酒者患肾病的风险更高，可达普通人的5倍。

10. 第十名：滥用保健品或减肥产品 保健品或减肥产品的服用也应慎重。有部分保健品和减肥产品已被证实会导致肾损伤，所以，使用之前应当咨询医生，以避免肾脏损伤的风险。

（章海芬）

识别尿液异常

正常尿液的色泽，主要取决于尿色素、尿胆素及尿胆原等。正常新鲜尿液呈淡黄色，异常的尿色可因食物、药物、色素及血液等因素而变化。尿液的颜色也因喝水多少而有深有淡。喝水多，尿液被稀释，尿色就淡；喝水少，尿液浓缩，颜色就深。

尿液可以反映身体的很多疾病，可谓"免费的体检报告"。当尿液出现以下情况时，就要小心了。

1. 尿液出现泡沫 尿液中的泡沫是由于液体表面张力形成的，张力越高形成的泡沫越多。尿液中出现很多泡沫，可能是正常的现象，也可能是疾病导致的异常现象。

正常情况包括以下：①尿道内分泌物多。这种情况比较多见。比如，男性尿液中有精液成分，就会形成泡沫尿。②排尿过急或者排尿时位置比较高，就有可能形成较多的泡沫。③尿液浓缩。当喝水少、腹泻、出汗过多时，尿液浓缩，尿液中的一些物质相对就会增多，也容易形成泡沫尿。④其他原因。便池中有一些洗涤剂，也会使泡沫增多。

异常情况包括：①尿液中蛋白质多。这种泡沫尿的特点是泡沫细密、量多，像啤酒泡沫一样，并且几十分钟后都不消散。②泌尿系统感染。由于尿道中炎性分泌物增多，使得尿中泡沫增多。如果致病的是产气的细菌，会使尿液产生很多气泡。③尿糖增多。尿液中葡萄糖增多，也会产生一些泡沫。④一些少见病，如膀胱结肠瘘等。

需要注意的是，蛋白尿造成的泡沫特点是尿液表面漂浮着一层细小的泡沫，久久不消失，应注意与尿流急时或糖尿病患者尿液形成的大泡沫相区别，这种大泡沫一般短时间内便可消失。

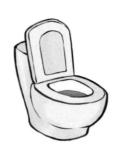

2. 血尿 血尿是指新鲜尿液离心后在显微镜下看到尿液沉渣中有红细胞，如果红细胞计数＞3个/高倍视野（HP），则判断为血尿。如尿液红细胞较多时，可以使尿液呈现洗肉水或浓茶的颜色，称为肉眼血尿。不能用肉眼看到，称为镜下血尿。

血尿可以分为肾小球性和非肾小球性。前者因红细胞通过病变的肾小球进入尿液时受到机械挤压、损伤、尿液 pH 值和代谢产物的影响，造成尿中红细胞形态多样。所以，变形红细胞血尿或以变形红细胞为主的混合性血尿，可见于肾小球性血尿。而非肾小球性血尿中红细胞呈正常的双凹圆盘状，故而是均一性血尿。

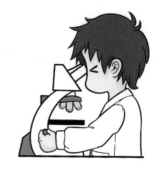

血尿是泌尿系统出问题后一个常

见的症状，常见的原因有：①各种肾小球疾病。②非肾小球来源。尿路感染、结石、结核、肿瘤及血管畸形等；老年人无痛性肉眼血尿要警惕泌尿系统肿瘤的可能性。③其他。遗传性肾病，如多囊肾；邻近脏器病变如妇科、消化道疾病；血液系统疾病和抗凝药过量等原因也可以引起血尿。

需要指出的是，因为食用了某些含有色素的食物或者药物如利福平、磺胺等引起尿潜血阳性，但镜检没有红细胞，这些是假性血尿，不是真正意义的血尿。

3. 白细胞尿 白细胞尿是指尿液中含较多白细胞和（或）脓细胞（破坏的白细胞）。一般以清洁中段离心尿沉渣白细胞数≥5个/HP为白细胞尿。白细胞尿大多由泌尿系统感染性疾病引起，但泌尿系统非感染性疾病及泌尿系统邻近组织的感染性疾病也能导致白细胞尿。建议在尿液细菌培养和药敏试验的基础上，给予敏感抗生素治疗。

导致白细胞尿的原因包括以下：①泌尿系统感染性疾病。常见的有尿路感染、肾结核、输尿管炎及膀胱炎等。②泌尿系统非感染性疾病。某些肾小球疾病、肾小管间质性疾病等。③泌尿系统邻近组织和器官疾病。肾周炎症或脓肿、输尿管周围炎或脓肿、阑尾脓肿、输卵管卵巢炎症、结肠或盆腔脓肿及精囊炎症等。④泌尿系统肿瘤或自身免疫性疾病也可伴尿白细胞增多。

（章海芬）

我的肾功能，我要学会自我评估

临床上，肾功能评估最常用的方法包括血液生化检查和同位素肾小球滤过率（GFR）检测。

通常"肾功能"生化检查是指检测血清中尿素氮（BUN）、肌酐（Cr）和尿酸（UA）的浓度，然而单用其中一项指标来评估肾功能都有不足之处。

肾功能轻度减退时血肌酐水平常无明显升高，直至肾功能减退到正常水平的50%以下，血肌酐值才开始升高。因此，血肌酐值处于正常范围并不代表肾功能一定正常。

血尿素氮水平随肾功能减退而升高，但它容易受其他因素影响。例如，高蛋白质饮食、消化道出血、发热及服用糖皮质激素等。

肾功能减退时，血尿酸是较早升高的肾功能指标，但常被误以为只与尿酸代谢相关，而忽视了肾脏病的可能。实际上，高尿酸血症和痛风的主要病根在肾脏，因此，一旦有高尿酸血症或痛风发作，一定要检查肾功能，切莫延误肾脏病的诊断和治疗。

GFR检测可以分别评估左右肾各自的肾小球滤过功能。检查前3天停止服用利尿药物。整个检查需要分几步完成：①将探头贴在双肾和膀胱部位。②静脉注射显像剂，进行动态采集。③采集结束后测定残留计数。④图像处理，算出GFR值。一旦左右肾GFR合计值低于90 ml/（min·1.73 m^2）[60岁以上老年人低于60 ml/（min·1.73 m^2）]时，即表示可能存在肾脏功能减退，此时须到肾脏专科门诊做进一步的评估以明确是否有肾脏疾病。

（章海芬）

一招教你居家测尿蛋白

尿蛋白是诊断肾脏病和评估其疗效的重要指标。使用尿蛋白试纸测量尿蛋白是非常方便的居家监测方法，不仅能帮助家属尽早发现患者的病情变化，而且可以减轻经常往返医院检查造成的负担。那么如何正确使用尿蛋白试纸呢？

1. **检查试纸有效期** 检查试纸的有效期，确保试纸可用。试纸过期可导致结果不准确，无法及时反映病情，且试纸应避光、干燥保存，避免接触水及其他液体。在使用试纸前避免服药以防影响测试结果。

2. **留取尿液标本** 准备好清洁尿管，尽量取新鲜的中段晨尿。

3. **使用试纸** 将检测条取出并盖好瓶盖，勿用手指触碰试纸格以免造成污染，捏住检测条的后端，将整个检测条完全浸入尿液中，确保完全覆盖各个测试方块，一旦检测条浸透，将其从尿液中取出。

4. **吸干多余尿液** 使用滤纸或吸水纸巾将多余的尿液吸收，防止滴水，并保持测验区清洁，将检测条水平放置，让尿液均匀渗透到每个检测区，不可摇晃试纸或使用其他物体涂抹。

5. **读取结果** 等待 1~2 分钟，将测验区方块与色卡进行比对，每个色区都有其对应的数值，结合说明书，确保比对方法正确，并做好记录，以便日后复诊可辅助医生判断病情。

使用试纸时的注意事项：①应该在尿液排出后立即检测，如果情况不允许，需在检测前保证尿液处于冷藏状态，且尿液冷藏时间不宜超过 6 小时，尿液放置时间过长，尿液中的细胞会发生破损从而影响检查结果的准确性。②注意观察尿液。健康的尿液清澈，呈淡黄色，如果尿液颜色异常，或出现浑浊、有异常气味，需要去医院进行详细的检查。③试纸结果仅为参考，若测试结果连续异常，应尽快到医院检查，明确原因。

（沈　薇，陈文健）

得了肾脏病都要做肾穿刺活检吗

1. 什么是肾活检　肾活检是指通过开放性手术、腹腔镜手术或通过超声、计算机体层摄影引导，将活检装置刺入肾脏目标区域后，取肾脏组织或肾脏病变组织进行病理分析的检查方法。肾活检为明确肾脏病诊断、制订药物治疗方案及判断疾病预后提供依据，是诊断肾脏疾病的"金标准"，属于有创伤性的检查项目。目前，超声引导下的肾活检术可大大提高检测的成功率和安全性。

2. 哪些情况需要做肾活检

（1）病情突然恶化的肾脏疾病，如急进性肾小球肾炎和急性肾衰竭。

（2）反复发作的肾脏疾病，如激素治疗效果不佳的肾病综合征、狼疮性肾炎等。

（3）一些原因不明的蛋白尿和肾性血尿，或具有家族发病倾向的肾脏疾病。

（4）移植肾所出现的各类非外科因素导致的移植肾功能不全、功能延迟恢复、肾小管坏死、环孢素肾毒性、慢性排斥反应及复发性疾病。

3. 肾活检有危险吗　在肾活检前，医生会完善术前检查和评估，护士会进行术前宣教，指导患者落实术前准备和术中配合；术后也有一系列相应的术后护理，包括监测、用药和健康教育。因此，肾活检是比较安全的，不必过分担心，正常情况下穿刺后24小时就能下床活动了。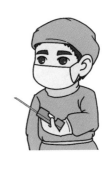

但若有以下情况，不建议进行肾穿刺检查：①活动性出血或明显出血倾向；②不能配合操作；③肾脏萎缩；④肾血管瘤；⑤多囊肾；⑥海绵肾。

肾穿刺的相对禁忌证包括：①活动性肾盂肾炎；②肾脏异位或游走；③未控制好的高血压；④过度肥胖；⑤大量腹水；⑦剧烈咳嗽；⑧心功能不全；⑨妊娠；⑩孤立肾。这些患者应当充分评估，去除危险因素后，再慎重决定是否行肾穿刺活检。

4. 肾穿刺活检可能出现的并发症有哪些

（1）血尿：最常见的并发症，80%~90%的患者有镜下血尿，小部分肉眼可见血尿。血尿多在术后数天消失，仅镜下血尿无须特别处理，若为肉眼血尿者，应延长卧床时间，遵医嘱服用止血药，同时大量饮水，观察尿色的变化以判断血尿是加重还是减轻。

（2）肾周血肿：多为小血肿，多数患者无临床症状，可在1~2周内自行吸收。术后超声检查发现肾周围血肿的患者应延长卧床时间，绝对卧床制动，避免咳嗽。

（3）腰痛及腰部不适：部分患者有轻微的同侧腰痛或腰

部不适，一般持续 3~5 天可自行消失。合并有肾周围血肿的患者若腰痛剧烈，可遵医嘱使用止痛药止痛。

（4）腹痛、腹胀：个别患者术后出现腹痛。由于生活习惯的改变，患者大量饮水可出现腹胀，一般无须特殊处理，对腹痛、腹胀明显者在排除病理性因素后可给予解痉药等以缓解症状。

（薛　宁，吴薇薇）

肾性水肿患者的皮肤护理

包括肾病综合征在内的肾病患者在患病期间可能出现不同程度的水肿，这种情况下，患者应该做好水肿的护理。以下为肾性水肿护理的注意事项。

（1）寻找诱因：慢性肾脏疾病常因感染、过度劳累、情绪变化、进水或食盐过多而使病情加重，出现水肿或水肿加重。寻找水肿的诱因尤为重要。

（2）用药护理：按医嘱给予利尿剂。注意观察用药后尿量变化、水肿的改善情况和体重。如果患者出现口渴、心悸、皮肤干燥和头晕等情况，应当密切监测血压，同时可酌情减少或者停止当天的用药并及时就诊，在专科医生的指导下行血电解质等必要检查，调整利尿剂的使用方案。

（3）保持皮肤、黏膜清洁：温水轻柔擦浴或淋浴，勤换内衣裤；饭前饭后用漱口液漱口，每日冲洗会阴 1 次。

（4）防止水肿皮肤破损：患者应贴身穿着宽松柔软棉质衣裤，保持床铺平整、干燥，要协助长期卧位或坐位患者经常变换体位，避免骨隆起部位受压，引起皮肤破损。居家注射时，要严格无菌操作，将皮下水肿液推向一侧再进针，穿刺后用无菌干棉球按压至不渗液。

（王蔚琼）

早防早治，让肾安心——浅谈糖尿病肾病的防治

1. 什么是糖尿病肾病　糖尿病肾病是导致肾衰竭的常见原因，是糖尿病患者较严重的并发症之一，早期表现为尿中出现微量白蛋白，患者多无明显症状，后期随病程进展逐渐出现大量蛋白尿、肾功能损害、高血压、水肿，最后进展至尿毒症，须透析治疗。

2. 糖尿病肾病有哪些危害　首先，糖尿病肾病会引起肾功能损害，晚期出现严重肾衰竭、即尿毒症，严重威胁患者的健康和生命。其次，2型糖尿病及慢性肾脏病均显著增加心血管事件风险。第三，增加患者家庭经济负担，与无并发症的糖尿病患者相比，糖尿病肾病患者的医疗费用增加了13倍。最后，长期的疾病困扰，会严重影响患者的生活质量和心理健康。

3. 糖尿病肾病的早期干预方式有哪些　糖尿病肾病患者应遵循糖尿病饮食方案，合理控制体重，适当运动和戒烟、戒酒等。另外，糖尿病肾病的早期干预还需控制血压、血脂。国内外高血压诊治指南建议，糖尿病肾病患者的血压应控制在130/80 mmHg 以下，并积极改善高脂血症。

4. 糖尿病肾病患者如何进行日常自我管理　糖尿病肾病

患者饮食与普通糖尿病患者的饮食还是有一些区别的，特别是在蛋白的摄入上有所讲究。如合并肾功能减退，建议优质低蛋白饮食。所谓优质蛋白，主要指动物蛋白，首选牛奶、鸡蛋，其次是鱼类、瘦肉等，大豆制品必需氨基酸含量与动物蛋白相似，也是优质蛋白的来源之一，其他豆制品和植物蛋白为劣质蛋白，肾功能不全时应限制，以免增加肾脏负担。此外，如肾功能正常，而尿蛋白流失较多时，可酌情增加优质蛋白的摄入。

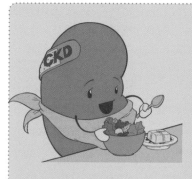

（1）控制热量：严格控制热量摄入是控制血糖的关键

（2）限制钠盐：建议每日在6g以内

（3）适当限制钾和蛋白质摄入：应节制香蕉、红豆、沙丁鱼、果干等高钾食物。蛋白质摄入限制在每天每kg体重1g以内

（4）充足的维生素和微量元素：注意B族维生素、维生素C和锌、钙、铁的摄入

5. 糖尿病肾病患者如何进行合理运动 在医生指导下制订适合自己的运动方案。建议从低强度、低运动量的方案开始，以中、低强度运动为主，避免憋气动作或高强度运动，防止血压过度升高，并注意监测血压、血糖，定期尿检。运动类型如

散步、打太极拳、爬楼梯、跳舞和骑自行车等。

（刘　红）

得了慢性肾脏病还能有性生活吗

肾病本身通常并不影响性功能，绝大多数肾友可以进行夫妻间的性生活，只是一定要适度，要注意控制性生活的频率、时间，不让自己太过疲劳。如果在肾病比较严重或急性加重的阶段，建议暂停性生活，以免加重病情。

还有少部分患者因为心理压力比较大，可能会影响到性功能。因此，建议肾友保持情绪稳定、放松心情，好的心情可能优于药物治疗。

1. 肾友如何做到适度性生活　这个"适度"因人而异，以总体精神饱满为原则。

2. 肾友性生活需要注意什么

（1）同房前后注意卫生，男女双方清洗外阴及会阴部，特别是女性，防止泌尿系统感染。

（2）选择适宜的时间，以免影响睡眠。一般应选择晚上睡前或在清晨。

（3）选择消耗体力最少的姿势，以免使肾友过度疲劳。另外，体位的选择应避免压迫血液透析患者的血管通路或移植患者的移植肾等。

（4）注意保暖，避免感冒。

（5）做好避孕措施，如有生育需求，应先咨询肾病科和生殖医学专科医生。

（6）在服用激素、免疫抑制剂期间性欲会降低，停药后一般能恢复。

（7）在病情急性加重期，应暂时避免性生活。

（章海芬）

患了肾病该怎么喝水

水是人体赖以生存的必要物质，约占体重的60%。失水5%以上人会感到乏力，失水20%以上就可能导致死亡。水分在体内既是运输营养成分的载体，也是代谢产物排出体外的媒介。

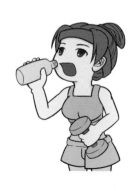

水是指饮用水、食物、水果、饮料及补液等所有进入体内的液体。冰、牛奶、饮料、粥及汤等也是入水量的一部分。成人每日所需水量约2 500 ml，其中约1 200 ml来自饮水，1 000 ml来自食物，300 ml来自食物代谢后产生的水。而水的排出主要依靠肾脏，每日可达1 000~2 000 ml，粪便中排出约200 ml，汗液排出约500 ml，肺呼出约300 ml。每日需水量应根据气温、活动强度及身体状况的不同而调整。

肾脏的排水能力随着肾功能的减退逐渐下降。如果每天小便量在1 000 ml以上，基本不必控制水的摄入量，口渴则饮，但也不能无限制大量饮水。因为大量饮水后，受损的肾脏排水能力减弱，无法将体内多余的水充分排出体外，就会使体内水潴留，导致水肿。

当小便量减少的时候，对水的摄入量须严格控制，尤其是合并高血压、水肿的患者。日常生活中需要限制水的摄入，每天摄入的水量为前一天的尿量加上 500 ml，这个饮水量还包括汤、饮料、牛奶及粥等。

（秦海峰）

肾病患者能吃豆制品吗

肾脏病患者肾功能下降到一定程度时，应控制蛋白质的质和量，原则上要求"优质低蛋白"，其中优质蛋白的比例应超过 50%；不宜摄入过多的植物蛋白。民间一直流传"肾病患者不能吃豆制品"，可是豆类食品种类那么多，制作出的豆制品更是千变万化，若要忌口还真是有点舍不得。那么，肾病患者就真的不能食用豆制品了吗？

大豆蛋白属于植物蛋白的一种，但是它的营养价值却远远高于其他植物蛋白。大豆中蛋白质含量高达 40% 左右，氨基酸的组成也较为全面，含有人体所必需的 8 种氨基酸，属于优质蛋白。

大豆中的脂肪也具有很高的营养价值，其脂肪含量高达 18%~22%，其中不饱和脂肪酸占 85% 左右，包括亚油酸、亚麻酸及花生四烯酸 3 种人体必需脂肪酸，不含胆固醇，容易被人体消化吸收。

大豆中含有蛋白酶抑制物、皂苷、植物血球凝集素、植酸、异黄酮等营养因子，对预防肿瘤和心血管疾病等起重要作用。

　　大豆中还含有丰富的膳食纤维，有显著的降低血浆胆固醇、调节胃肠功能及胰岛素水平等功能。

　　目前，并无充分的证据说明慢性肾病患者摄入大豆蛋白（而不是其他植物蛋白）的危害性。相反，大豆蛋白是高生物价的优质蛋白，大豆蛋白及大豆异黄酮有降血脂、抗氧化、抗癌等作用，这些作用对延缓肾功能的减退、减少肾脏病的并发症无疑是有帮助的。正确的做法并不是不吃豆制品，而是限制豆制品的摄入量，从而使每天摄入的蛋白质总量不超标。

　　综上所述，慢性肾病患者可以适量食用大豆类制品。大豆类是指黄豆、黑豆和青豆，而不包括红豆、绿豆、豌豆等其他豆类制品。因此，大家在选用豆制品的时候，要注意是不是由大豆制成的。

（吴薇薇）

高尿酸血症和痛风患者的饮食管理

　　高尿酸肾病和痛风性肾病是高尿酸血症导致的肾损伤。控制尿酸，从管住嘴开始。嘌呤是核蛋白的组成物质，是尿酸的来源，低嘌呤饮食可以通过减少嘌呤的摄入而减少尿酸的生成。根据食物中嘌呤的含量，可将食物分为低嘌呤食物（每100 g 食物含嘌呤 < 25 mg）、中等嘌呤食物（每100 g 食物含嘌呤 25~150 mg）和高嘌呤食物（每100 g 食物含嘌呤 150~1 000 mg）3 类。

　　1. 常见的低嘌呤食物

　　（1）主食类：粳米、麦、面类制品、淀粉、高粱、通心粉、马铃薯、甘薯及山芋等。

（2）奶类：牛奶、乳酪及冰淇淋等。

（3）荤食：蛋类及猪血、鸡鸭血等。

（4）蔬菜类：大部分蔬菜均属低嘌呤食物。

（5）水果类：水果基本上都属于低嘌呤食物,可放心食用。

（6）饮料：苏打水、可乐、汽水、矿泉水、茶、果汁、咖啡、麦乳精、巧克力、可可及果冻等。

（7）其他：酱类、蜂蜜。油脂类（瓜子、植物油、黄油、奶油、杏仁、核桃及榛子）、薏苡仁、干果、糖、蜂蜜、海蜇、海藻、动物胶或琼脂制的点心及调味品。

2. 常见的中等嘌呤食物

（1）豆类及其制品：豆制品（豆腐、豆腐干、乳豆腐、豆奶、豆浆），干豆类（绿豆、红豆、黑豆、蚕豆），豆苗及黄豆芽。

（2）肉类：家禽、家畜。

（3）水产类：草鱼、鲤鱼、鳕鱼、比目鱼、鲈鱼、螃蟹、鳗鱼、鳝鱼、香螺、鲍鱼、鱼丸及鱼翅。

（4）蔬菜类：菠菜、笋（冬笋、芦笋、笋干）、豆类（四季豆、青豆、菜豆、豇豆、豌豆）、海带、金针、银耳、蘑菇及菜花。

（5）油脂类及其他：花生、腰果、芝麻、栗子、莲子及杏仁。

3. 常见的高嘌呤食物

（1）豆类及蔬菜类：黄豆、扁豆、紫菜及香菇。

（2）肉类：家禽、家畜的肝、肠、心、肚、胃、肾、肺、脑及胰等内脏，肉脯、浓肉汁、肉馅等。

（3）水产类：鱼类（鱼皮、鱼卵、鱼干及沙丁鱼、凤尾鱼等海鱼）、贝壳类、虾类及海参。

（4）其他：酵母粉、各种酒类，尤其是啤酒。

低嘌呤食物可放心食用，中等嘌呤食物宜限量食用，而高嘌呤食物应禁食。碱性食物通常所含嘌呤量比较低，如芥菜、花菜、海带、白菜、萝卜、番茄、黄瓜、茄子、洋葱、土豆、竹笋、桃、杏、梨、香蕉及苹果等，可以食用。而高嘌呤食物会产生大量尿酸，应尽量避免食用。

4. 高尿酸血症患者低嘌呤饮食还需注意什么

（1）应供给足量的水、碳水化合物、蛋白质。如对心、肾无不利影响，应多饮水，每日饮水量应保持 2 000~3 000 ml，增加尿量（最好每天保持在 2 000 ml 左右）。在补充碳水化合物的同时不要食用过多果糖含量高的水果或饮料。蛋白质以牛奶、鸡蛋、河鲜、瘦肉及禽肉为主，建议切成块焯水，让嘌呤溶于水，然后弃去嘌呤含量较高的肉汤，仅食用肉类。

（2）烹调方法多用烩、煮、熬、蒸及氽等，少用煎、炸方法。食物应尽量易于消化。

（3）多食用富含维生素 B_1 及维生素 C 的食物，如米、面、牛奶、鸡蛋、水果、蔬菜及各种植物油。

（4）禁食肝、肾、脑、蛤蜊、蟹、海鱼、肉汤、鸡汤、火锅等。各种刺激性调味品及加强神经兴奋的食物如酒、茶、咖啡、辣味品等。大豆制品在加工过程中已经去除了多数嘌呤，可适量食用。禁酒，尤其是啤酒，因其容易诱发痛风急性发作，应绝对禁止。

（王蔚琼）

如何吃，磷的控制才到位

磷存在于人体所有细胞中，是维持骨骼和牙齿的必要元素，几乎参与所有的生命活动。磷能使心脏有规律地跳动、维持肾脏正常功能及传达神经刺激。没有磷时，维生素 B_3（又称烟酸）不能被吸收。慢性肾脏病患者往往是出现了肾功能减退、肾脏排磷减少，从而导致血磷含量过高，引起心脑血管疾病。

1. 高磷血症的临床表现

（1）很可能会出现恶心、呕吐、腹泻等情况。

（2）出现口腔黏膜溃疡、皮肤瘙痒、乏力、头昏等情况。

（3）严重的还有可能会出现骨质疏松。

2. 高血磷的多维度防治

（1）药物治疗。

（2）透析治疗。

（3）饮食治疗。

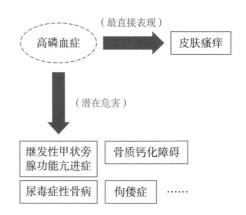

虽然磷几乎存在于所有食物中，但是每种食物的磷含量差异很大。医学营养学上以"磷蛋（白）比值"来衡量食物含磷状况，在没有添加剂干扰的情况下，磷蛋（白）比值越低，越不容易引起高磷血症。计算公式：磷蛋（白）

比值＝食物中的磷（mg）/蛋白质（g）

按照此计算公式，一个鸡蛋中蛋清和蛋黄的磷蛋比都有所不同，蛋清的磷蛋比仅为 1.4 mg/g，而蛋黄却高达 23 mg/g，是典型的高磷食物。

人体对动物蛋白中磷的吸收率约为 50%，对植物蛋白中磷的吸收率仅约 30%。含磷高的食物包括动物蛋白如猪肉、牛肉、鱼肉，还有方便面、罐头及含有防腐剂的食物。

含磷低的食物：谷类、蔬菜、水果及黄豆这类植物蛋白。

3. 减少磷摄入的小技巧

（1）用新鲜的食物代替加工食品：加工食品中会放一些含磷添加剂，能够更好地保存食物。而食品添加剂中的无机磷易被水解，吸收率达 90%~100%。因此，加工食品及快餐应当少吃，最好不吃，以新鲜的食物为主。

（2）控制蛋白质的摄入量：每人每天蛋白质摄入量应控制在 1.2 g/kg 以下。

（3）吃鸡蛋隔日弃黄：蛋白每天吃，蛋黄弃去不吃，或者隔天吃。

（4）煮肉弃汤：肉汤不喝，吃肉。

（5）米饭：可以做捞米饭。

（6）豆制品类：豆制品中的磷，人体吸收起来并不容易，加上其优质蛋白丰富，因此，大豆制品可以适量食用。

这里还要特别强调一下饮料，喝饮料可以说是透析肾友最傻的选择（水多、磷高、钾高、不解渴），最好不要饮用。

（秦海峰）

得了慢性肾脏病还能抽烟、喝酒、喝茶、喝咖啡吗

1. 咖啡的优点　日常生活中比较常见的优点有消除困倦、促进大脑活性、提高精力等。

2. 咖啡的缺点　常影响睡眠而不利于肾炎的恢复，即使是慢性肾病病情稳定时，如有睡眠障碍者，也不宜喝咖啡。所以一般情况下，病情不稳定的慢性肾炎患者是不建议喝咖啡的。如病情稳定、无水肿、咖啡耐受良好者，白天可饮用咖啡1~2杯。

3. 烟的危害　在慢性肾脏病的发生和进展过程中，肾脏处于相对缺血、缺氧的状态，而烟草中的尼古丁会引起和加重肾小球入球小动脉的痉挛、收缩，造成管腔狭窄、血液灌注减少，加重肾脏缺血，所以不建议肾脏病患者吸烟。

4. 酒的罪过

（1）饮酒会引起血管扩张、血液循环加速，在这种状态下，肾小球基底膜的通透性增加，造成尿蛋白和红细胞的漏出增多，加重肾脏的损害。

（2）当肾脏病患者合并感染时，在应用肾毒性较小的头孢菌素类抗生素抗感染治疗期间和停药1周之内禁止饮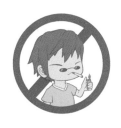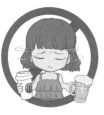酒，因为可能会出现双硫仑样反应。如果患者饮酒，会出现严重的心脑血管并发症，所以应禁止饮酒。

（秦海峰）

33

慢性肾脏病患者可以正常上学、上班吗

慢性肾脏病患者病情平稳时可以上学、上班。例如，肾脏功能正常或轻度减退，尿蛋白定量显示为少量至中等量蛋白尿者。工作中一定不能劳累，不适合经常熬夜、加班加点的工作。

大量蛋白尿、全身水肿、较严重低钙血症、血清白蛋白低于 25g/L，或是合并比较严重的高钾血症、高血压的患者都不适合上学或者上班。上述情况下应当绝对卧床歇息，待病况平稳后，再开展轻体力活动，否则容易使病情加重。

建议患者除了工作外，还要进行饮食结构的调整，积极参加户外运动，以低强度运动为主，如散步、打太极拳等。

（秦海峰）

服用激素和免疫抑制剂时需要注意哪些问题

激素、免疫抑制剂、降压药是治疗慢性肾炎的常用药物，其中，激素主要通过抑制免疫细胞间的信息传递，使机体的免疫反应受到抑制。由于大多数肾炎的发病机制与过度自身免疫反应相关，因此，从治本角度来说，激素是治疗肾炎的重要药物。此外，每位患者的病情不同，老年人、绝经妇女、体格瘦小者或合并糖尿病、慢性肝病患者，使用激素尤需谨慎，一定要在专科医生的指导下规范用药。需要注意的有以下几个方面。

1. **遵循医嘱，规律随访**　一旦被确诊为慢性肾炎，就应该积极配合医生治疗，不能随便停药或胡乱用药，要听从医嘱，接受正规治疗。

2. 避免过度劳累、熬夜　患者确诊后，应注意休息，合理安排时间，不能再劳累过度、做重活，给身体加重负担，要早睡觉，不能熬夜。

3. 预防感冒　感冒之后有可能使原有病情加重，已经临床缓解的患者也有可能出现复发。在流感季节来临前，如果患者没有应用糖皮质激素和免疫抑制剂，可以接种流感疫苗或肺炎疫苗。

4. 注意饮食　饮食方面需要注意以清淡为主，避免辛辣、刺激性食物。有高血压水肿的患者，需要严格限制钠盐的摄入，24 小时摄入量最好控制在 6 g 以下。杨桃含有某些神经毒素，部分肾炎患者食用后可能出现血尿，肾功能不全或尿毒症患者可能出现神经系统症状，故慢性肾炎患者不建议食用杨桃。

（赖碧红）

难兄难弟——肾脏病和高血压

1. 肾脏病与高血压的关系　高血压与肾脏病互为因果。高血压产生的两大机制——身体内水分过多和血管张力过高，都与肾脏病密切相关。肾脏是排出人体多余水分的重要脏器，也是产生／灭活多种收缩／舒张血管物质的重要器官。肾脏生病了，这两大类物质的产生和灭活就乱了套。这种平衡一旦被打破，往往是缩血管物质"占上风"，随之而来的就是血压升高，医学上称之为"肾性高血压"。

另一方面，高血压是慢性肾脏病的原发病因和加重因素。肾脏病患者的血压控制目标较常人更加严格，通常需要控制在

130/80 mmHg 以下，有利于控制蛋白尿和延缓肾病进展。

2. 防治措施

（1）低盐饮食（一般每天食盐摄入不超过 6 g，水肿、顽固性高血压或心功能不全者建议控制在 3 g 以内）。

（2）心理放松，减压。

（3）禁止吸烟、喝酒。

（4）注意饮食，维持正常体重。

（5）生活规律，适当运动。

（6）避免过度紧张和劳累。

（赖碧红）

慢性肾脏病都会变成尿毒症吗？能逆转吗

慢性肾脏病患者，一部分会进展为尿毒症，但是也有一部分经过规范治疗，肾功能长期稳定，这与发病时疾病的严重程度及是否规范治疗有一定的关系。一般初发疾病、肾脏病变比较轻的患者，通过积极治疗可以保持肾功能长期稳定，甚至不出现肾功能不全。但是有些患者，如发病时肾功能已经有明显受损，或者做了肾穿刺检查后，穿刺报告提示肾脏病变比较重，那么患者可能很快进展到尿毒症阶段。所以，一旦出现和肾脏疾病有关的症状和体征，要及时发现这些"蛛丝马迹"，并尽早去医院就诊。早发现、早治疗，积极配合医生，对预后有很大帮助。

下述措施可能有助于避免不利因素，防止疾病加重。

1. 合理饮食　做好饮食管理，注意水的摄入平衡，在摄入充足热量、优质低蛋白的同时，控制脂肪、胆固醇的摄入，限制钠、钾、磷的摄入，适量补充维生素。

2. 合理运动　适当运动，循序渐进，量力而行，建议进行慢走、打太极拳、韵律操等运动，频次不需要太高，重在坚持。

3. 干预措施

（1）避免加重肾损害的因素：感染、劳累、妊娠等均可能加重病情，应予以避免；当出现感染时，应及时治疗。

（2）避免滥用药物，尤其是具有肾毒性的药物，如氨基糖苷类抗生素、含有马兜铃酸的中药等。

（3）加强对慢性肾炎的重视，戒烟、酒，远离可能引发肾炎的危险因素。积极治疗原发疾病，控制好血压、血糖及血脂等指标。

（4）保持规律的生活方式，若无症状，仅尿中有少量蛋白、红细胞，而无明显肾功能的损害，可正常活动。急性发作时应注意卧床休息。

（赖碧红）

第三章　儿童肾脏疾病的防治和护理

认识儿童肾脏

刚出生的婴儿，肾脏长径只有 4~5 cm，和母亲的大拇指长度差不多。之后随着孩子长大，1 岁幼儿的肾脏长径在 6~7 cm。至成年，肾脏的长径可达到 10 cm 左右，单肾重量也会达到 100~140 g。

婴幼儿的肾脏位置较低，下端在第 4 腰椎水平偏低一点，所以 2 岁以前体检时，可以在腹部触诊时摸到肾脏的下端。随着孩子身长的增加，肾脏在腹部的位置也逐渐升高，成人肾脏的下端在第 2 腰椎水平，并且右侧肾脏位置较左侧稍低，体检时偶尔能摸到右肾下缘。

1. 输尿管、膀胱及尿道是肾脏的"好兄弟"

（1）输尿管：输尿管与肾盂连接，左右各一条，行经腰椎两侧，下面连接膀胱。婴幼儿输尿管较长且弯曲，管壁的肌肉和弹力纤维发育尚不完善，容易受压、扭曲导致梗阻，造成尿潴留，易诱发尿道感染。

（2）膀胱：婴儿的膀胱位置比幼儿和成人相对高，尿液充盈时可以顶入腹腔，容易摸到。但随着年龄增长，膀胱会逐渐下移到盆腔内。膀胱的收缩及排尿过程受脊髓和大脑控制。通过正确的训练和引导，多数小儿3~4岁时白天能自主排尿，3~5岁时夜间能自己控制排尿。

（3）尿道：女孩尿道较短，新生女婴的尿道仅1 cm长，外口暴露，而且接近肛门，容易受细菌污染。男孩尿道较长，但常常会有包茎，积垢时也易引起细菌感染。

2. 正常的尿量及排尿次数　人体每日的尿量与流经肾脏的血流量、肾小球的滤过能力、肾小球的重吸收能力等有直接关系，还会受到饮水或者饮食的量、活动量及周围环境（如温度、相对湿度）等因素的影响。正常儿童的尿量因年龄、体重不同会有较大差异。一般来说，正常饮食及活动时，不同年龄段儿童的正常尿量范围参考值如表3-1所示。

表3-1　不同年龄段儿童的正常尿量范围

年　龄	正常尿量范围（ml／24小时）
<2天	30~60
3~10天	100~300
10天~2个月	250~450
2~12个月	400~500
1~3岁	500~600
3~5岁	600~700
5~8岁	650~1 000
8~14岁	800~1 400
>14岁	1 000~1 600

在正常饮水和正常活动的情况下，儿童的尿量过多或过少

都可能是肾脏疾病的信号。当肾功能受损时，儿童每日的尿量会有不同程度的改变，如急性肾衰竭时可出现少尿或者多尿，急性肾小球肾炎的患儿可能表现为水肿、少尿等。

正常小儿出生后最初几天因吮奶量少，每天排尿 4~5 次；1 周后，小儿代谢旺盛，进水量增多而膀胱容量小，排尿次数可增至 20~25 次；1 岁时每天排尿可有 15~16 次；到学龄期，儿童每天排尿在 6~7 次。当然，排尿次数和饮水量多少也有关系。

（琚佳瑛，周　清）

尿液小检查，肾脏大发现

肾脏疾病是影响儿童健康的常见疾病，大部分患儿起病隐匿，初期可能被忽略，目前的学校尿液筛查让越来越多的儿童肾脏疾病被早期发现并得到及时治疗。因此，定期的尿液检查对肾脏疾病的早期发现十分重要。

我们在尿液筛查时可发现哪些异常？

1. 血尿

（1）尿隐血阳性：尿隐血阳性尚不能明确为血尿，需进一步进行尿沉渣显微镜检查。血尿的定义在儿童和成人中相同，若存在镜下尿红细胞数量超过正常范围（>3 个／高倍镜视野），则为镜下血尿。如果肉眼观察为红色、浓茶色尿，甚至有血凝块，同时尿沉渣镜检红细胞增多，则称为肉眼血尿。进一步根据红细胞形态分为肾小球源性和非肾小球源性两类，严重程度不同。

（2）血尿注意事项：如果孩子在体检或其他情况下发现有血尿，家长应带孩子到医院，听从医生的建议，做一些常规检查，可能就会找到血尿原因或排除一些疾病。就血尿本身而言，一般不会丧失多少红细胞，小儿长期血尿通常不会引起贫血。但合理的营养是有必要的，也不需要忌口，以免营养不均衡影响生长发育。一般情况下，血尿，尤其是无症状镜下血尿的小儿，是不需要休学的，也可以参加正常锻炼活动，但要配合医生定期随访。

2. 蛋白尿

（1）尿蛋白阳性：蛋白尿的定义在儿童和成人中相同。如果儿童在体检或者其他疾病检查时发现有尿蛋白阳性，首先需复查平卧位晨尿的尿常规，确认尿蛋白是否为阳性，需要前往医院进一步完善检查和判断。

直立性蛋白尿：多见于青少年、儿童，平卧一晚后的晨尿（早晨起床后第 1 次尿液）为尿蛋白阴性，起床活动或长时间直立、行走时则转为阳性。此病不需要特殊治疗，但需要定期肾脏专科门诊复查晨尿的尿常规。

一过性蛋白尿：由于剧烈运动、发热、寒冷及精神过度紧张等原因，部分儿童会出现尿蛋白含量增多，在休息或者外界刺激消失后可恢复正常，是不伴有明显肾脏疾病的一种良性现象。

儿童蛋白尿在排除一过性蛋白尿和直立性蛋白尿后，主要见于各种肾脏疾病或伴有肾脏受累的全身性疾病等，需在儿童肾内科医生的指导下完善相关检查。

（2）蛋白尿注意事项：肾脏疾病所致的蛋白尿，需及时、定期到医院检查尿液，并配合医生进行其他检查和治疗。

（3）尿红细胞和尿蛋白均为阳性：常提示儿童患肾脏疾病的可能性较大，需尽快到医院的儿童肾脏专科就诊，以利于疾病的早期发现、早期诊断和早期治疗。需要注意的是，大多数肾脏疾病可能没有临床自觉症状，所以定期检测尿液和定期随访十分必要。

（张　洋，周　清）

膀胱输尿管反流

膀胱输尿管反流（VUR）是最常见的先天性肾脏和尿路畸形（CAKUT）之一。在儿童中，VUR 的发病率为 1%~2%，在尿路感染的患儿中，VUR 的发病率高达 30%~40%。VUR 可导致反流性肾病甚至慢性肾功能损伤，因而早期发现、正确诊断和规范治疗尤为重要。目前，排泄性膀胱尿道造影（MCU）是 VUR 确诊和分级的"金标准"。

1. 膀胱输尿管反流的定义　排尿时，尿液从膀胱经尿道排出，而膀胱输尿管反流是指储尿期和（或）排尿期时，尿液从膀胱反流至输尿管、肾盂、肾内。

2. 膀胱输尿管反流的临床表现　最常见的临床表现为反复发生的尿路感染，严重者引起急性肾盂肾炎，表现为高热。长此以往可导致肾脏瘢痕形成、肾脏萎缩及肾功能受损。

3. 膀胱输尿管反流需要做的检查　需要做尿液检查，包括尿常规、中段尿细菌培养等，判断是哪种细菌引起的感染，通过 MCU 可以明确是否有反流及其反流程度。

4. 排泄性膀胱尿道造影检查注意事项

（1）检查前一日、当日、后一日在医生指导下予以足量抗生素口服。

（2）检查前一日或当日上午查尿常规，尿常规正常方可检查。

（3）检查前排尽小便，小婴儿建议准备好奶瓶及尿布。

（4）检查后建议多饮水，清洗尿道口。

（5）检查次日，留取晨尿化验尿常规。

5. 膀胱输尿管反流的治疗　医生会根据 MCU 检查结果制订针对性的治疗方案，部分高级别反流的婴幼儿可以通过长期预防性口服抗生素治疗，对预防性抗生素治疗无效、肾瘢痕进行性发展、肾功能持续下降的儿童，可采取外科手术治疗。手术后除了伤口的清洁护理以外，最重要的就是要口服抗生素一段时间，以预防尿路感染。还要每周复查尿常规，定期复查泌尿系统彩超。

（张　洋，周　清）

小儿泌尿道感染

1. 小儿泌尿道感染的定义　小儿泌尿道感染，又称尿路感染，是指致病菌（细菌、真菌和病毒等）造成的泌尿系统（肾、输尿管、膀胱、尿道）感染。致病菌多为革兰氏阴性杆菌。根据感染部位分为上尿路（肾盂肾炎）感染和下尿路（膀胱炎、尿道炎）感染。

2. 小儿泌尿道感染的临床表现　有的小儿没有明显不舒

服，有的会发热、感觉全身没力气、排尿次数比平时多但尿量不多、小便时疼痛。婴儿不大会表达，可能会有面色苍白、呕吐、拉肚子、溢奶、不愿意吃奶及哭吵等情况出现。

3. 引起小儿泌尿道感染的原因

（1）女孩的尿道口比较短，且外口暴露、接近肛门，易患泌尿道感染。男孩尿道虽较长，但常有包茎和包皮过长，尿垢积聚时也易引起上行性细菌感染。由于幼儿的免疫功能不够完善、抵抗力弱，细菌容易侵入尿路引起感染。

（2）先天性肾脏和尿路畸形也是一个重要因素。泌尿道畸形是先天畸形率比较高的一个部位。比如，输尿管畸形、膀胱畸形、下尿道畸形等都是非常容易并发泌尿道感染的。

（3）如果没有在儿科医生的指导下合理用药，家长随意给孩子用药可能导致尿道的防御屏障破坏，细菌、病毒等病原体就会乘虚而入，引起泌尿道感染。

4. 小儿泌尿道感染的预防

（1）多饮水、多排尿，就可以冲洗掉尿道和阴道口的细菌，起到天然的清洁作用。家长应告诉孩子不要憋尿。注意补充营养，多吃新鲜蔬菜、水果，提升孩子的抵抗力。

（2）做好尿路卫生清洁，不要穿开裆裤，勤洗勤晒，勤换内裤，选择棉质的内裤。婴幼儿大小便后发现有污物应立刻清洁，清洁时要由前往后，先清洁尿道口再清洁肛门处，女童更要特别注意，防止污物进入阴道口；男童则应注意翻包皮清洗。此外，要保持大便的通畅。

（3）有些幼儿存在先天性尿路畸形的可能，如果出现反复泌尿道感染，应及时去正规医院进一步检查。

5. 泌尿道感染需要做哪些检查

（1）留取尿液化
验。小婴儿家长可以在
会阴位置贴塑料袋，收
集的尿液要立即检查，
儿童可以直接将尿液收
集到集尿容器中。尿培
养需要由专业的护士将

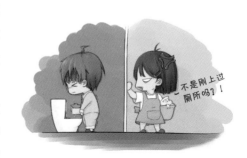

患儿的外阴及尿道口清洁后再留取尿液并进行检查。

（2）反复泌尿道感染的小婴儿，尤其是男婴，要考虑是
否有先天性泌尿道畸形。①泌尿系统 B 超检查可以观察肾脏、
输尿管及膀胱的结构；②肾静态扫描显像（DMSA），属于
放射性核素检查，排查有无肾脏占位性病变、肾瘢痕及急性肾
盂肾炎等，了解有无肾脏损害及肾脏的功能；③ MCU，此项
检查在控制感染、尿沉渣检验白细胞正常后进行，以确定有无
膀胱输尿管反流、后尿道瓣膜异常及严重程度。④必要时做其
他相关检查，如尿流动力学检查、CT 检查、MRI 检查等。

6. 泌尿道感染的治疗和护理　　需要早期发现和正规治疗，
根据化验结果，遵医嘱合理用药，不可以随便减停，避免复发。
急性期应多休息，家长要鼓励孩子多饮水，增强营养和抵抗力。

（周　佳，周　清）

正视遗尿，干床可期

想必孩子尿床对爸爸妈妈们来说并不陌生。有时候一早起

来，会发现小朋友的床铺湿了；或者有的宝宝晚上入睡后，半夜还需要被爸爸妈妈喊醒上个厕所才能避免尿床。孩子尿床可能比想象的更为普遍。2017 年，全国范围的遗尿流行病学调查发现，5 岁儿童遗尿的患病率为 15.2%，7 岁儿童则为 8.3%，10 岁为 4.8%，随着年龄的增长，有一定的自发缓解率，但是在 16 岁以上的青少年中，仍有 1.1% 的患病率。

目前，国内对夜遗尿的定义是：≥ 5 岁的儿童平均每周至少 2 次睡眠中发生不自主排尿，并持续 3 个月以上。偶尔有一次或者持续数周的尿床并不能诊断夜遗尿。

1. 导致尿床的原因 膀胱就像一个有弹性的袋子，袋子的开放由肌肉控制，在准备好排尿之前，肌肉会阻止尿排出，而大脑会通过排尿反射控制肌肉活动。同时，大脑也释放"抗利尿激素"，调节尿液的浓缩和稀释。2~3 岁的孩子开始有自主排尿意识，并逐渐学习控制排尿冲动，一般到了 3~4 岁就能良好地控制白天排尿，且多数情况下女孩早于男孩。

（1）儿童的生长发育尚未完全，缺乏前面所说的"抗利尿激素"。因此，晚上的尿液浓缩没有成人那么好，会产生相对较多的尿液。

（2）孩子的膀胱容量不够大，不够储存整晚的尿液，这可以指物理上的"体积不够大"，也可指"功能性"容量减少，即虽然孩子的膀胱体积足够大，但未至最大容量时即发生痉挛，导致尿液排出。

（3）小朋友夜间不能从睡眠中醒来，充盈的膀胱向大脑发送的信息不够强，无法把孩子叫起上厕所。

这 3 个原因，可以总结为"尿多了""膀胱小了""醒不来"。

还有其他原因也对尿床有一定的影响，如家族史，约62%的遗尿症患儿的父母或其他亲属曾有类似的病史。还有饮食、饮水习惯等，如进食过多刺激性食物、夜间饮水较多等也是影响因素。另外，如果合并便秘，粪便积压压迫膀胱也容易引起尿床。

2. 尿床的治疗　首先要强调尿床并不是孩子的"过错"，避免小朋友因此而受到指责，鼓励小朋友正常学习和生活。这一疾病有自限性的过程，即部分可自行好转，家长可以"等等看"，观察是否有缓解。在这期间，需要注意改善生活习惯。对于年龄超过5岁仍经常尿床的儿童，可到专科医生处就诊。

（1）饮食习惯：应避免辛辣刺激、含咖啡因或茶碱的食物和饮料，不必限制饮水，但尽量将饮水安排在白天，睡前2~3小时开始限制饮水及含水量大的水果。

（2）定时排便：多食用富含纤维素的食物，每日定时排便，排便时不看书，不做其他事情。

（3）睡眠：提高学习效率，尽早睡眠，保证睡眠质量，养成良好的睡眠习惯，还要做到养成睡前排尿的习惯。另外，可尝试奖励机制，当小朋友很好地完成这些后，可以给小朋友一些奖励和鼓励，从而促进好习惯的养成。

（4）药物和遗尿报警器：对单一症状夜遗尿，可使用抗利尿激素的药物治疗和（或）遗尿报警器。抗利尿激素的使用就是我们前面说的小朋友缺少的某种激素，属于"缺啥补啥"。这个药物睡前1小时服用，帮助浓缩夜间的尿液、减少尿量。每个孩子的治疗反应不同，需听从医生的指导调整剂量和疗程。

遗尿报警器是一种夜间唤醒的装置,可将传导片置于患儿内裤或床铺上,当遗尿发生时可发出警示。与普通的夜间唤醒相比,它的唤醒时机更为适宜,可改善夜间膀胱的储尿功能,帮助患儿建立起正常的睡眠中尿意觉醒机制。

(5)膀胱功能训练:对一些膀胱功能紊乱或合并膀胱容量减小的遗尿症患儿,也可采用膀胱功能训练方法,如训练患儿适当憋尿;也可以通过生物反馈治疗训练膀胱功能,即通过电脑游戏形式,教会小朋友训练膀胱和盆底肌肉,这一治疗需要小朋友有一定的理解能力和依从性,适合年龄较大的患儿。

应用药物和一些治疗方法可治愈夜遗尿。而在这个过程中,需要时间、耐心和关爱,给小朋友调整作息、改善饮食的时间,家长的配合和鼓励必不可少。

(琚佳瑛,周 清)

急性肾小球肾炎

急性肾小球肾炎俗称急性肾炎,在儿童中,大多由急性链球菌感染(如咽炎、猩红热及脓皮病等)引起。因此,急性肾小球肾炎以急性链球菌感染后肾小球肾炎最为多见。急性链球菌感染后肾小球肾炎常呈自限过程,大多预后良好,可完全恢复;少数呈急进性重症表现或迁延为慢性肾炎。此病多见于5~14岁儿童,大多在发病前1~3周有链球菌感染,以呼吸道和皮肤感染为主。临床表现轻重不一,常见典型表现为血尿、少尿、蛋白尿、水肿和高血压等。

1. **治疗** 主要是对症治疗，包括利尿和降压治疗。如有感染灶时予抗感染治疗，防治急性期危及生命的严重表现，如合并严重循环充血、高血压脑病、急性肾衰竭等。若急性肾衰竭保守治疗难以控制，就需要腹膜透析或血液透析等肾脏替代治疗。

2. **护理** 急性期休息 2~3 周，直至肉眼血尿消失、水肿减退、血压正常，高血压者限盐（低盐 < 1 g/ 天，无盐 < 0.5 g/ 天，需遵循医生的指导），严重少尿、循环充血者控制入量的水，需要关注尿量、血压及水肿的情况，按照医生的要求定期复查，红细胞沉降率（血沉）正常后可上学，但 3 个月内仍应避免剧烈运动。

（吴园园，周　清）

儿童肾病综合征

肾病综合征是儿童期常见的一种肾脏疾病，病因不明，多为免疫功能紊乱导致肾小球滤过屏障破坏，引起大量蛋白尿，继而导致低蛋白血症、水肿和高脂血症，又称"三高一低"。

1. **治疗用药** 肾病综合征的治疗是一个较长期的过程。目前，治疗的药物主要包括两大类：①糖皮质激素（简称激素），如泼尼松、泼尼松龙、甲泼尼龙等；②免疫抑制剂，包括环磷酰胺、霉酚酸酯、环孢素、他克莫司及利妥昔单抗等。激素是目前治疗肾病综合征最主要和首选的一线治疗药物。

2. **居家照顾注意事项**

（1）预防感染：感染是肾病综合征儿童最常见的并发症，

肾病综合征的儿童由于疾病本身的原因，容易患感染性疾病，如呼吸道感染、泌尿道感染等，而感染又容易诱导肾病复发。生活中应注意卫生，勤洗手，早晚漱口和刷牙，清洁外阴；及时修补龋齿，防治口腔感染；避免到人多拥挤和通风不良的环境中，以免交叉感染。

（2）病情观察：如有发热、水肿、尿少、泡沫尿增多及血压高等情况，应及时就诊，不得在家自行给孩子服用药物。

（3）预防接种：患儿治疗期间可在医生指导下进行预防接种。

（4）用药期间定期做眼科检查，及时处理激素相关白内障及高眼压。

（5）适度锻炼，良好作息：帮孩子建立良好的生活作息习惯，适度进行身体锻炼，增强体质，有利于疾病的恢复。服用激素的患儿可能食欲很好，易出现肥胖。应避免久坐不动，选择合适的方式进行体育锻炼，如做操、拍球、散步、慢跑及羽毛球等，防止肥胖和骨质疏松。通过治疗，肾病综合征得到明显控制时，如蛋白尿已转阴且稳定，无水肿、高血压等情况，可以让孩子上学，尽可能回归正常的生活。但应注意合理的作息安排，不宜过度劳累，避免参加剧烈活动，使孩子既能身心平衡发展，又能把病情控制好。

（6）根据病情需要定期门诊随访和评估。

3. 肾病综合征患儿饮食应注意什么

（1）合理控盐，保护肾脏：肾病综合征的孩子应避免食用腌腊和熏制食品，盐的摄入量根据不同情况而定，但是家长往往存在误区，控盐并不是不给孩子吃盐，正常儿童每天应摄入钠盐 3~5 g；肾病综合征的儿童在有水肿、大量蛋白尿、尿量减少或高血压时，应限制盐的摄入量，采用"低盐饮食"，每天钠盐摄入量控制在 1~2 g；在疾病的缓解期，尿蛋白转阴、无水肿、少尿、无高血压时，需恢复正常饮食。

需要注意的是，如果完全忌盐，人体对钠的最低需要得不到保证，会使孩子食欲下降、精神萎靡、容易疲劳，不利于身体康复。更严重的是，如果血钠太低，还会发生休克、昏迷及抽搐等，甚至危及生命。所以，家长不可擅自给孩子忌盐，以免造成不良后果。

（2）确保优质蛋白摄入：儿童每天需要摄入充分的营养物质，才能满足正常的生长发育需要。蛋白质饮食的量为 1.5~2 g/（kg·天），宜选用容易被机体吸收的优质蛋白，如瘦肉、鱼肉、牛奶及鸡蛋等。饮食宜荤素搭配、品种多样、营养均衡，以利于控制疾病。不必过度忌口，以免营养失衡。

（3）补充钙质：肾病综合征儿童在尿中丢失大量蛋白质的同时，钙质也与蛋白质结合一同丢失。所以，肾病患儿在疾病的发作期常常出现低钙血症，严重的甚至出现手、足肌肉痉挛、疼痛。治疗肾病时，需要服用激素，激素也会使人体中的钙从尿中排泄增多。因此，肾病患儿需要根据医生指导，适当补充维生素 D 和钙，保证骨骼发育的需要，防止骨质疏松。饮食上可补充牛奶和奶制品、鱼、虾、虾皮、豆制品、芝麻和瘦肉等。

（陆　培，周　清）

儿童高血压一定要警惕

儿童高血压通常分为原发性高血压和继发性高血压。原发性高血压有显著家族聚集性与遗传性，而肾脏疾病是小儿继发性高血压最常见的因素，如肾小球肾炎、肾盂肾炎、肾血管狭窄及肾肿瘤等都可能导致继发性高血压。

1. 高血压的危害 儿童高血压危害巨大，有肾脏疾病的患儿血压升高时会损伤肾功能，可能导致患儿发展为慢性肾脏病或使患儿慢性肾脏病持续进展。当患儿血压急剧上升时，患儿甚至还可能出现高血压危象，引起心、肺、肾等多器官损伤。也可出现高血压性脑病，继而引起脑水肿和颅内压增高，患儿可表现为急骤发生的头痛、恶心和呕吐、惊厥，可有精神症状，如烦躁、意识模糊、嗜睡、视力异常等。若不及时治疗会很快出现惊厥、昏迷，甚至死亡。因此，家长在居家护理过程中尤其要提高警惕，长期监测患儿血压更是必不可少。

2. 准确判断高血压 目前有 4 种判断标准，在年龄换算定值判断法中，若收缩压或舒张压高于同年龄段的平均血压 20 mmHg 即可诊断为高血压。国内多采用均数 ± 标准差法，超过同年龄、同性别儿童组均值以上 2 个标准差即为高血压。

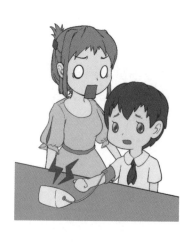

3. 正确监测方法 在居家监测血压过程中，建议家长定时、定体位、定部位，即让患

儿每天同一时间，采取同一姿势在同一部位测量血压并记录，用此方法可进行血压对比。一般建议家长测量上臂血压。测量时，应根据儿童上臂围的大小选择合适的袖带，保证测量部位与心脏处于同一水平线。此外，测量前 30 分钟应保证患儿无剧烈身体活动及激烈情绪波动等，安静休息 5 分钟以上。测量时应采取正确的方法，保证患儿保持绝对安静，且被测量肢体不可活动，遇到年幼患儿测量血压时哭吵、肢体运动等情况，应等患儿情绪平复，安静状态下再次测量，或在患儿安睡时进行测量。

4. 高血压处理方法　大家最关心的问题是，患儿血压高了该怎么办？当测得患儿血压高时，首先应该排除外在因素影响，如患儿哭吵，剧烈运动等，如有以上情况，应安静休息 5 分钟以上再次复测。若无以上因素影响，测量血压值应与平时基础血压进行对比，对于血压突然升高的患儿，应询问患儿是否有头晕、头痛等不适，如有不适，应立即舌下含服硝苯地平降血压，然后到医院就诊。若无不适，可暂不处理，休息 5~10 分钟后再次复测。若患儿血压居高不下或患儿出现高血压急症（血压 >180/120 mmHg），即使患儿无不适主诉，也应立即给予降压药。降压效果不明显时应寻求专业人员帮助。对于水肿明显的患儿可口服利尿剂，并及时到医院就诊，积极治疗原发病，纠正水钠潴留。

5. 如何预防高血压

（1）平衡膳食，限制过量的水分入量及食盐摄入，不仅可以减少水钠潴留，防止血压升高，还能增强降压效果。

（2）在患儿身体耐受的情况下，应当进行适量有氧运动，如步行等。

（3）精神状态是影响血压的重要因素，应改善患儿睡眠，督促患儿早睡早起，避免熬夜及精神紧张，保证充足的休息。

（4）患儿应按时服用降压药，不可私自停药或减药。不规律使用降压药可能会导致血压波动，影响降压效果。

（5）对于有肾脏疾病的患儿应避免感染，积极治疗原发病，遵医嘱用药，避免因病情反复导致血压升高。

总之，儿童高血压不容忽视，在日常的居家护理中须提高警惕，保证患儿安全。

（余卿麟，陈文健）

皮肤瘙痒护理

慢性肾功能不全的患儿，常常会伴有皮肤瘙痒症状。引起肾病全身瘙痒的主要原因包括：①肾功能损伤后，体内的毒素无法通过尿液排出，大量出现在汗液中，汗液中的水分蒸发后毒素停留在体表，由此刺激皮肤；②体内磷的排泄障碍，磷的累积会导致周围神经病变，也会引起皮肤瘙痒；③肾病患者易发生过敏反应；④高钙血症，钙质沉积在皮肤会引起瘙痒。

1. 降磷　当处于慢性肾脏病 3 期及以上，较容易合并高磷血症，此时要采取相应的降磷措施。

（1）饮食：

1）食材来源：天然、新鲜。使用添加剂的食物与不含食品添加剂的食物相比，磷的含量平均要高 28%。因此，要选择天然、新鲜的食材来烹调美味的菜肴。

2）食材种类：合理荤素搭配来限磷。动物蛋白所含的有机磷易于被人体水解、吸收，而植物蛋白所含有机磷难吸收。因此，素食相较肉食可更好地限制磷的摄入。同时，坚果类食品应少吃，对于肾病患者来说，一方面适量食用坚果有益心血管，另一方面坚果含磷量较高，应根据肾功能及医生医嘱食用。

3）乳制品：牛奶、奶粉、奶酪等乳制品中含有较高的磷，需根据肾功能及医生医嘱食用。

4）食物处理：通过"水余""水煮"等方式能够去除食物中的部分磷。

沸水煮除了可以减少磷，还能有效降低食物中钾、嘌呤的含量。当然这也会对维生素C及B族维生素有一定的破坏。

家里的自来水可分为软水和硬水。我国北方水质较硬，而南方水质较软。一般水垢越多，水质也就越硬。现在也有不少净水装置可以把水质变软。软水去磷效果更好，但不同水质区别不是很大。

瘦肉按垂直肌肉纤维的方法切割去磷的效果最佳，其主要的作用就是提供人体所需的优质蛋白质，这部分营养是不会因为煮的过程而被明显影响的。

若想要更快速、有效地去除食物中的磷，用高压锅煮10分钟，去磷效果相当于普通锅煮30分钟。

（2）透析：透析也能排磷，其排磷效率与肾脏相当。然而肾脏每天工作24个小时，透析机却不行，所以仅靠常规透析不能完全解决问题。

（3）药物：遵医嘱按时按量服用降磷药物，比如碳酸钙、醋酸钙、碳酸镧、思维拉姆等，可降低血磷，缓解瘙痒。

2. 使用止痒膏 中草药及其他成分制成的止痒膏、止痒霜也有缓解皮肤瘙痒的作用。

3. 生活护理 根据气温变化适当增减衣物，避免温差过大刺激皮肤；选择宽松棉质衣、裤；勤换洗床单、被褥等；选择不含磷洗衣液。患者的护肤品及身体乳要选用纯植物不含刺激性成分的；注意皮肤的保湿，不要经常让皮肤暴露在外，也不要一痒就去抓挠，秋冬季节，天气干燥，更应该多注意。同时，注意少接触外在的刺激，比如花粉或化妆品等。

4. 适当锻炼，增强体质 在病情允许的情况下，进行适当的锻炼，提高自身免疫力，保持良好、规律的作息，保证充足睡眠。

（郑晓燕，陈文健）

舌尖上的肾病

小朋友应该加强生活中的护理以尽量减少肾病造成的危害，尤其要注重合理饮食。那么有哪些合理饮食的方法呢？只要掌握原则，相信一定能吃出健康！

1. 能量 人体能量约有 60% 源于碳水化合物、30% 源于脂肪、10% 源于蛋白质。

（1）碳水化合物：碳水化合物以高热量、低蛋白为最佳，尽量选择已尽可能去除所含蛋白质的食材，如低蛋白粳米、玉米淀粉、藕粉等作为主食。另外，可采用麦淀粉类的食物作为日常主食，如马蹄糕、水晶饼、银针粉、粉丝、粉皮及麦淀粉饼等，这些均为低蛋白主食，可以多吃来补充能量。

（2）脂肪：首先要控制脂肪的摄入，食用植物脂肪（如植物油等）代替动物脂肪，不食用油炸食物。其次，肾病综合征多伴有高脂血症，易引起心血管疾病、高血压等问题。因此，动物内脏、肥肉、某些海产品等富含胆固醇及脂肪的食物应限制摄入。

（3）蛋白质：选用优质蛋白，儿童根据年龄阶段控制蛋白质摄入量。优质蛋白是指富含必需氨基酸的动物蛋白，如牛奶、鸡蛋、鱼肉等。另外，当肾功能不全时，还应根据肾小球滤过率调整蛋白质的摄入量。

2. 水 肾病患儿的液体入量视水肿程度及尿量而定。缓解期一般不需限水。水肿者需限制摄入量，在家护理的重点就是控制好每天水分的摄入总量，包括食物中的水分和饮水、饮料等。

下面教您3种观察方法检测水肿。

（1）体重：每天晨起空腹测体重，记得要穿同样的衣服，体重增加了就说明身体里水多了。

（2）尿量：每次尿量要记录，宝宝的小便量每天少于300~400 ml，就要注意了。

（3）水肿程度：每天查看眼睑、腹部；拇指按压小腿前皮肤，有凹陷且回弹慢，说明水肿较重。

3. 盐 有水肿和高血压的肾病患儿，应给予低盐饮食，全日用盐1~3 g或酱油10~15 ml，其中，总盐的摄入是指所有调味料、含盐食品的总和。同时，禁食腌制食品，少用味精及食碱。当水肿消退后，可恢复普通饮食。

4. 限磷补钙　肾病应用激素易出现骨质疏松、皮肤瘙痒等症状，这是由于排泄障碍导致的血磷升高、钙磷比例失调，所以应尽量避免食用含磷丰富的食物，如坚果、酒类、碳酸饮料、海鲜及动物内脏等。另外，饮食中20%~30%的磷是通过大便排出体外的，可以增加膳食纤维的摄入促进肠道排磷，同时记得每天适当补充含钙食品。

5. 注意钾的摄入　高钾血症是很危险的并发症，严重者可导致心脏骤停。少尿期或肾功能不全应避免食用含钾过多的食物，如香蕉、橙子、香菇、西瓜、菠萝、干贝、黄豆、土豆及海带等。但有些小朋友因食欲不佳，出现反复呕吐等情况，会导致钾摄入不足，此时，就需要食用富含钾的食物了。

6. 水果的食用　对于肾功能下降的肾病小朋友而言，水果也需要谨慎食用，如含钾高的水果有造成高钾血症的风险；水分含量高的水果容易引起体内水潴留。

在肾病的临床治疗过程中，给予营养指导和饮食控制以改善患儿的症状，减少不良反应，也是十分有必要的。

（郑晓燕，陈文健）

肾病综合征宝宝服药小知识

治疗儿童肾病综合征的首选药物糖皮质激素（以下简称激素）常令家长们闻之色变，"听说吃了激素都会变很胖？""小朋友会长不高吗？""会不会上瘾啊？"

基本药物介绍如下。

1. 激素　醋酸泼尼松片及甲泼尼龙片都是临床上常用的

口服类激素。激素作为肾病的首选药物，其重要程度不言而喻，尽管激素有一定的不良反应，但我们可以采取一些措施尽量减少激素给小朋友带来的不适。

饭后服用可以减少服用激素导致的胃肠道反应，如恶心、呕吐等。在服用激素的同时补充钙剂及维生素 D，适当晒太阳，可以预防骨质疏松。此外，激素会降低机体免疫力，因此要加强锻炼，避免感染导致的病情反复或加重。最后是大家最关注的外形改变，激素会使患儿饭量增加导致肥胖，家长须适当约束患儿，给予正确的指导，可采取少食多餐，少吃主食，以黄瓜、番茄等不易发胖的食物代替其他零食增加饱腹感等方式减轻患儿肥胖症状。此外，停用激素后患儿会逐步恢复到正常体型，因此也不用过分担心。但必须记住，激素不可随意更改用量或停药。

2. 免疫抑制剂 钙调蛋白抑制剂包括环孢素和他克莫司，是两种治疗肾病综合征的常用免疫抑制剂，其用药的注意事项是每个家长需要谨记的。为了保持血液中稳定的血药浓度，这两种药需要严格地每 12 小时口服 1 次，前后时差最好不超过 15 分钟，且需要空腹服用，以保证药物能被最大限度吸收。通常来说，空腹的标准为饭前 1 小时和饭后 2 小时。环孢素和他克莫司通常有两种不同的规格，服用前须仔细确认所用的剂量，避免不同剂量规格的药混放。

3. 利尿剂 肾病综合征患儿如伴有水肿、尿量减少，临床上常用的口服利尿剂有氢氯噻嗪、螺内酯及呋塞米片等，其中氢氯噻嗪和呋塞米片为排钾利尿剂，螺内酯为保钾利尿剂，通常配合使用。利尿剂在帮助肾脏排出体内多余水分的同时也会排出部分电解质，因此，患儿居家短期自行口服利尿剂时也需要监测电解质水平，避免水、电解质紊乱。此外，患儿在家中也要进行出入量监测，根据出入量及时调整利尿剂的剂量，如有任何疑问，须及时联系专业医护人员解答。

4. 宝宝服药小技巧　儿童作为特殊人群，用药时剂量需要严格计算，通常会碰到一粒药只吃半片甚至 1/3 等情况，此时家长通常会苦恼分药的问题。对于大一点的药片，家长可以利用分药器将药片进行分割，使用时注意清洁，分药器须定期进行消毒。对于粉剂药物可以选择将药物溶于一定量的温水中，利用注射器精准取用所需的药量，剩余的药水可存于冰箱保存，最多不超过 24 小时。

对于婴幼儿用药，选择口服药时尽量以液体粉剂优先，所有固体药物均须溶于温水中服用，温水的量以可以溶解药物为标准，避免过多造成喂药困难。年龄较大却不能吞服整粒药片者也可采用上述方法。对于怕苦的患儿，可在用药后给予患儿糖用以缓解，实在无法安慰的患儿可用馒头皮等包裹药物，给患儿服用。

（余卿麟，陈文健）

肾病患儿如何预防肠道感染

肠道感染是诱发肾病的常见诱因之一，因此，肠道感染的预防尤为重要。当身体发出以下早期信号时，我们需要警惕肠道感染的发生。

1. 腹泻　肠道感染时，肠黏膜受到刺激，导致水、电

解质分泌过多或吸收受到抑制，从而引起
腹泻。

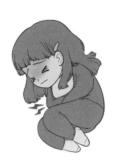

2. 腹痛　肠道感染后，病毒损伤肠黏
膜，肠腔会分泌大量液体来稀释毒素，进而
刺激肠蠕动，引起肠痉挛而导致腹痛。

3. 恶心、呕吐　当肠腔中的分泌物累
积到一定程度时，会引起肠道逆蠕动，患儿
就会出现恶心、呕吐的症状。

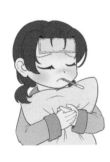

4. 发热　当细菌或病毒侵袭肠道黏膜
时，肠道的吞噬细胞识别到病原菌后开始吞
噬，吞噬后自身溶解产生内源性发热源，从
而引起持续性低热或高热。

　　肠道感染会加重肾病患儿病情，也会
导致肾病的复发。生活中，我们要怎样预防
肠道感染呢？

　　（1）加强手卫生：孩子在吃东西前、接触家长后、到医
院看病前后、上厕所后，以及擦拭鼻涕、口水或其他体液后，
用七步洗手法洗手可以有效去除手上残留的病原菌，预防感
染。若外出时不方便洗手，可以携带免洗手消毒液以便随时
进行手消毒。

　　（2）加强饮食卫生：孩子水杯、餐具要认真清洗，可选
用餐具专用的消毒箱消毒餐具，与家长的餐具分开使用，避免
交叉感染。拒绝喝生水，饮水要烧沸后再饮用，忌寒凉食物，
如冰淇淋、沙冰、冰饮料等。

　　（3）加强保暖：注意保暖，尤其是夏季使用空调时，注

意加强腹部保暖以防受凉。

（沈薇，陈文健）

为什么肾病综合征的小朋友会呕吐

肾病综合征患儿在治疗过程中会出现呕吐的症状，家长往往会很紧张。下面从患儿呕吐的原因进行说明。

1. 胃肠黏膜水肿　患儿在肾病综合征发病过程中，除颜面部和下肢水肿外，胃肠道黏膜水肿也很明显，胃肠蠕动相应减弱，肠管肿胀，张力增加，故易致患儿出现腹胀、腹痛，腹膜受到水肿肠壁的压迫刺激可使腹痛加重。此时，患儿进食后极易引起恶心、呕吐。

家长在饮食上要配合医生的治疗，予患儿清淡饮食，控制摄入的水量，待患儿胃肠道症状缓解后再调整饮食。

2. 肠道感染　肾病综合征患儿在长期激素治疗后，免疫功能会降低。因此，患儿极易发生各种感染，包括呼吸道感染、肠道感染等，而感染又是引起疾病复发的重要因素。所以，积极预防感染是避免疾病复发的关键。

肠道感染，一般分为细菌感染和病毒感染，最常见的是细菌感染，可能原因是饮食不洁，主要症状是发热、腹痛、恶心、呕吐及乏力等。

对于肾病综合征患儿来说，应注意个人卫生、加强日常饮食卫生、增强自身免疫力，同时，医生要对患儿及家长认真做好卫生知识宣教工作。

3. 药物的不良反应　环磷酰胺是一种常见的免疫抑制剂，

常联合激素治疗难治性肾病综合征，然而环磷酰胺最常见的不良反应之一就是胃肠道症状，包括食欲减退、恶心及呕吐。

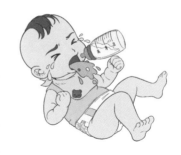

在使用环磷酰胺治疗时，医生会先告知家长环磷酰胺的不良反应，其中胃肠道症状最为常见，并进行营养知识宣教，鼓励患儿少食多餐，食用易消化、清淡的食物。若患儿在用药期间出现胃肠道症状，应遵医嘱给予止吐药物，减少胃肠道症状对患儿的刺激；对于呕吐症状严重者，应及时报告医生对症处理，必要时进行补液支持治疗。

（程　乐，陈文健）

肾病综合征宝宝的衣食住行

肾病综合征是小儿泌尿系统常见的疾病，易复发。合理的衣食住行是肾病综合征护理过程中不可忽视的内容。

在肾病综合征治疗的过程中，家长要多注意气候的变化，及时增减患儿衣物，避免气温变化引起患儿感冒、发热；加强皮肤护理，穿着全棉宽松的衣物，注意日常生活中的个人卫生，勤洗澡、勤换内衣裤、勤修剪指甲，保持床单及被褥的平整、松软及清洁、干燥。

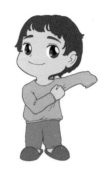

有研究表明，合理饮食是肾病综合征治疗及护理过程中的关键内容，通过饮食控制可以避免水钠的过量摄入，还可以降低并发

症的发生率，提升患儿抵抗力，确保体内营养平衡。所以，加强肾病综合征患儿的饮食护理具有重要意义。

家长可以了解各种食物的营养成分，并学习这些食物的正确烹调方法，帮助患儿合理安排饮食，科学的饮食是肾病综合征患儿治疗的重要方面。

家长还需要在日常生活中注意保持空气新鲜，早晚开窗通风 30~60 分钟，要注意防止对流风。注意居家环境的干净整洁，注意讲究个人卫生，为预防发生交叉感染，家中有感冒、发热者应避免与患儿接触。同时避免去公共场所及人多的地方。

适当的锻炼对肾病综合征患儿的治疗是有益处的。在高度水肿、高血压期间需要注意休息（经常变化体位，防止血管栓塞等并发症）。水肿消退、血压正常、蛋白尿减少后可以恢复上学，根据自身情况量力而行，参加学习、活动等。注意劳逸结合、避免过度劳累，保证充足睡眠。

RPE 是指主观体力感觉等级表，也叫运动自觉量表。患儿可以立即描述出当时主观上感觉的吃力程度。它可以单独使用，也可以和测量心率的装置、设备同时使用，以监测运动强度是否适当，可供家长科学监测小朋友运动的强度（表 3-2、3-3）。

表 3-2　运动强度参考

基础活动量	频　率	强　度	时　间	类　型
基本不活动的患者	3 ~ 5 次 / 周	RPE 3 ~ 6 （0~10总分范围）	20 ~ 30 分钟	步行 3 000~3 500 步

（续表）

基础活动量	频率	强度	时间	类型
偶尔活动一次的患者	3～5次/周	RPE 3～6（0~10总分范围）	30～60分钟	步行3 000~4 000步
每天少量活动的患者	3～5次/周	RPE 6～8（0~10总分范围）	30～90分钟	步行3 000~4 000步；目标5 400~7 900步；每周总计超过150分钟中等强度活动

表3-3 Borg 指数

分 值	表 现
0	一点也不觉得呼吸困难或疲劳
0.5	非常非常轻微的呼吸困难或疲劳，几乎难以察觉
1	非常轻微的呼吸困难或疲劳
2	轻度的呼吸困难或疲劳
3	中度的呼吸困难或疲劳
4	略严重的呼吸困难或疲劳
5	严重的呼吸困难或疲劳
6～8	非常严重的呼吸困难或疲劳
9	非常非常严重的呼吸困难或疲劳
10	极度的呼吸困难或疲劳，达到极限

运动强度和运动持续时间都应遵循循序渐进的原则，在运动过程中逐渐增加运动量。如果无法适应长时间的运动，可以分段累积运动持续时间，如运动3分钟，休息3分钟，即以1:1的运动与休息时间比例实施。适应运动状态后，可以增加每次

运动持续时间，减少运动中的休息时间。

以下是推荐给家长可以让小朋友尝试的运动：

（1）有氧运动：常见项目有步行、慢跑、滑冰、游泳、骑自行车、跳健身舞及韵律操等。

（2）抗阻运动：常见项目包括拉伸拉力器或者弹力绷带、抬举哑铃、仰卧起坐及俯卧撑等。

（3）灵活性训练：通过柔和的肌肉拉伸和慢动作练习来增加肌肉的柔韧性及关节活动范围，帮助防止肌肉在其他运动中拉伤或撕裂。一般多与有氧运动训练相结合，在运动训练的准备和结束阶段进行，包括打太极拳、练八段锦等。

（程　乐，黄漪颖，陈文健）

肾病的"小火车"将开往哪里

肾病综合征是一种由多种因素引起的临床综合征，大量蛋白尿、低蛋白血症、高脂血症和水肿是主要的临床特征。在儿童肾脏疾病中，肾病综合征的发病率仅次于急性肾炎。许多家长对于这个疾病是陌生的，当小朋友患病之后最担心的就是这个病到底能不能好？居家中如何判断病情是否好转？

1. 水肿　患儿水肿程度是反映肾病综合征最直观的征象之一。肾病综合征的患儿因血清蛋白含量下降导致组织水肿，通常以眼睑、颜面部、下肢和腹部等部位水肿最明显，经过治疗病情好转之后，水肿会有明显改善，体重下降。因此，观察患儿水肿情况是判断病情好转或加重的指标之一。

2. 尿量和体重　建议家长在家也保持记录患儿 24 小时

尿量的习惯，家长可以通过 24 小时尿量的情况，对患儿病情有大致的判断。当患儿尿量减少时需及时就诊，避免耽误病情。此外，家长可每日对患儿进行体重监测，若体重短期内增长较多，需警惕体内水钠潴留，建议以晨起小便后同一时间的空腹体重为准，减少其他因素导致的体重变化。

3. 尿蛋白　肾病综合征患儿尿蛋白情况是判断病情最重要的指标，可自行在家中用简易的尿蛋白检测试纸检测晨尿，观察有无尿蛋白。病情严重时，尿量减少，尿蛋白升高，泡沫尿也是重要标志。病情好转后，尿蛋白减少，血清蛋白含量增加，尿量也逐步恢复。因此，定期监测尿蛋白是每位家长必须要做到的。

（余卿麟，陈文健）

身心疾病一手抓——慢性肾脏病儿童的心理护理

随着治疗和照护手段的成熟，慢性肾脏病的治疗效果越来越好，即使是需要透析和肾移植治疗的患儿，也能在医护人员和家长的呵护下长大成人。现在高质量的治疗目标不仅仅是蛋白尿的下降，血肌酐水平的稳定，也不仅仅是针对尿毒症的透析充分性、移植肾功能好转等冷冰冰的指标，更高的目标在于提高患儿及其家属的家庭生活质量，提高患儿在儿童期、青春期和早期成年期的心理社会功能。

1. 慢性肾脏病儿童面临的心理社会问题和影响　慢性肾脏病小朋友，尤其是透析和肾移植的小朋友，由于长期治疗和反复住院，可能出现疲乏、疼痛、食欲不振等症状。这些症状可能会影响孩子的活动能力，导致其情绪的改变。同时，治疗中由于依赖医务人员和父母，还可能存在急躁、不配合、分离困难等。处于青春期的大龄儿童还可能因为治疗、透析管路存在、身体外观的改变，导致孤独、担忧和对未来的不确定感。不良情绪和负面的自我感觉，加上脱离校园环境，身体活动的限制等众多因素使得患病的儿童和小伙伴们的交往减少，社交能力不佳。此外，不良的情绪还可能导致治疗不配合的行为，比如不配合服药、不配合透析及厌学等。

2. 如何及时发现慢性肾脏病儿童的心理问题　儿童和成人一样，都存在不良的情绪。当小朋友持续悲伤、无法从之前喜欢的活动中找到愉快感时，或出现持续紧张、焦虑、坐立不安和担忧等情绪时，应该积极寻求医务人员的帮助。在儿童心理学领域，有很多的策略，比如认知行为治疗、人际交往疗法等都可以在一定程度上改善小朋友情绪，帮助他们获得正常感。

3. 如何积极面对慢性肾脏病儿童的心理问题

（1）鼓励积极参与支持团体小组：透析或者移植中心、社会团体都会有一些病友支持团体组织。鼓励透析治疗或肾移植的小朋友积极参与团体活动，可以增强小朋友团体融入感，增进与同龄人的交流，提高社交能力。

（2）重返学校：肾小球疾病活动期或肾病综合征没有缓解时，患病的小朋友往往休学在家，有研究报道透析的小朋友可能错过60%左右的学校课程。这些情况都会导致小朋友学习成绩下降、增加留级的概率。同时尿毒症可能造成记忆和认知能力受损，使得患儿在校表现不佳。因此，在孩子病情稳定时，家长应当积极与医务人员讨论孩子的身体、认知情况，对于透析的小朋友则需要调整治疗方案，并与学校协调，调整学习计划和方案。同时认真倾听孩子的需求、尊重其想法，鼓励其进行自我管理，包括学校的生活和上学期间的药物管理，帮助他们安全重返学校，并给予肯定和鼓励。

（3）平稳顺利向成年过渡：肾小球疾病迁延不愈，长期的透析治疗、移植后的长期用药使得一部分肾病患儿对父母和医务人员的依赖程度较高，不利于自我意识觉醒、独立性培养等。一旦成年后转入成人医院继续治疗时，成人应有的责任对其是巨大的挑战，需要家长、儿童医院、成人医院、学校、社工、心理医生共同努力，在各个方面为其过渡提供医疗、护理、心理、经济等的支持，共同帮助他们提高自我管理的能力，使其平稳过渡。

（赵　蕊，周　清）

第四章 终末期肾病的护理——腹膜透析

一、腹膜透析常识

什么是腹膜透析

讲到腹膜透析，我们首先要认识一下"腹膜"。腹膜是人体内的一个半透膜，覆盖于腹壁和盆腔壁的内表面，以及腹腔、盆腔脏器的表面，达 $2.2\,m^2$，约与人体表面积相等，分为壁层和脏层，两层之间形成一个"囊袋"。医生通过手术将腹透管插入"囊袋"之间，腹透管的末端位于盆腔的底端，这样就可以通过重力作用将腹膜透析液灌入腹腔，也可以将腹膜透析废液引流出体外。而腹膜就像一个巨大的"筛子"，可以将血液里多余的水分和代谢产物（如肌酐、尿素氮等）通过弥散、超滤等原理"筛选"出来，让它们跟随腹膜透析废液排出体外。这种利用腹膜作为半透膜，向腹腔内注入腹膜透析液，通过弥散、对流和超滤的原理，清除体内潴留的代谢产物和过多水分，达到治疗目的的方式就是腹膜透析，它是慢性肾衰竭患者最主要的肾脏替代治疗方式之一。

（汪海燕）

哪些人更适合做腹膜透析

腹膜透析主要适用于慢性肾衰竭患者的肾脏替代治疗，也可以应用于急性肾衰竭、电解质或酸碱平衡紊乱、药物或毒物中毒等疾病的治疗。腹膜透析和血液透析是肾脏替代治疗最主要的两种方式。一般情况下，慢性肾衰竭患者需要行透析治疗时，两种透析方式都可以选择，并不是一定只能选择某一种透析治疗，只是在某些情况下更优先选择某一种。慢性肾衰竭患者存在下列情况时可优先考虑腹膜透析治疗。

（1）血液透析需要使用抗凝剂，因此，凝血功能障碍伴明显出血或出血倾向的尿毒症患者，尤其是颅内出血、颅内血管瘤及胃肠道出血等，应优先考虑腹膜透析。

（2）血液透析需要建立血管通路。因此，血管条件不佳、反复动静脉造瘘失败的尿毒症患者可考虑腹膜透析。糖尿病是导致慢性肾衰竭的主要原因之一。糖尿病患者血管硬化，管壁较脆弱、缺乏弹性，血管通路的建立和维护都有一定难度，加之做血液透析时需要使用抗凝剂，易引起眼底出血。因此，建议优先考虑行腹膜透析。但是由于国内目前的腹膜透析液多含葡萄糖，对患者的血糖控制也造成了一定的风险。因此，在透析方式的选择上尚无完美选项。高血压患者也存在血管硬化、血管壁脆弱及血液透析穿刺难止血等问题，且血液透析对患者的血压影响较大，而腹膜透析有利于维持患者血压及内环境的平稳。因此，高血压患者可优先行腹膜透析治疗。

（3）腹膜透析更适合偏好居家治疗或需要白天工作、上学的尿毒症患者。随着夜间血液透析和家庭血液透析的开展，为工作、上学的患者提供了更多的选择，但是目前受惠的患者占比极低。因此，对于此类患者还是优先推荐腹膜透析。

（4）血液透析需要建立体外循环，对尿毒症患者的血压影响较大，会增加心脏的负担，严重者可引起心力衰竭、心律失常。而腹膜透析无需进行体外循环，有利于维持人体循环系统稳定。因此，它是伴有严重心血管疾病患者的首选透析方案。对于心功能差、血压低的患者，应优先选择腹膜透析治疗。

（5）血液透析在医院进行，需要患者频繁往返医院。因此，对于无血液透析条件的农村偏远地区患者，以及儿童、老年、行动不便等到当地血液透析中心治疗困难的尿毒症患者，可优先考虑行腹膜透析。

（6）腹膜透析具有对内环境影响小、持续透析、可以很好地保护残余肾功能等优势，推荐有较好残余肾功能的尿毒症患者优先选择腹膜透析治疗。

当然，如果患者存在持续性或反复发作的腹腔感染或腹腔内肿瘤广泛腹膜转移，严重皮肤病或腹壁大面积烧伤无法置入腹透管，难以修复的腹股沟疝，失明、心理及精神障碍等不能独立进行腹膜透析换液操作又无合适助手等情况，均不建议选择腹膜透析。

（汪海燕）

做了腹膜透析之后还可以做血液透析和肾移植吗

当然可以。

目前，尿毒症肾脏替代治疗是一体化治疗，即腹膜透析、血液透析和肾移植，这3种方式各有优缺点，可以相互转换。应根据自身条件包括疾病情况、身体状况、血管条件、工作情况和生活习惯、经济条件等诸多因素，结合当地医疗技术条件，选择最适合自己情况的肾脏替代治疗方式，并根据病情变化及时改变肾脏替代治疗方式以提高生存率和生活质量。由于腹膜透析治疗能够较好地保护患者残肾功能，在无禁忌证的情况下，一般优先选择腹膜透析治疗。随着透析时间的延长，根据自身的实际情况可以改变透析方式，从腹膜透析改为血液透析或肾移植，也可以由血液透析改为腹膜透析或肾移植，若移植失败也可再改回到透析治疗。也就是说血液透析、腹膜透析和肾移植这3种治疗方式之间在无禁忌证的情况下可相互切换，从而延长生存期，提高生活质量。

（汪海燕）

腹膜透析的费用贵吗

目前，尿毒症的肾脏替代治疗（血液透析、腹膜透析和肾移植）都已经纳入大病医保范畴，相较于肾衰竭透析前治疗只能按照普通医保报销，腹膜透析治疗时患者自费部分可能更低一点，很多地区报销达到80%左右，农村合作医疗保险也能报销50%~80%。具体费用随着各种药物、治疗等价格的调整也在不断变化。

（汪海燕）

腹膜透析的治疗模式有哪些选择

腹膜透析治疗模式主要包括持续性不卧床腹膜透析（CAPD）、间歇性腹膜透析（IPD）和自动化腹膜透析（APD）。这些模式也可以相互转换，并不是选择了一个模式后就不能更改。随着个人情况的变化，可以选择最适合自己的透析模式。

1. 持续性不卧床腹膜透析　是腹膜透析最常见的治疗模式，适用于绝大多数腹膜透析患者。将腹膜透析液灌入腹腔，白天在腹腔内留置 3~5 小时，夜间留置 8~12 小时，然后引流出体外，再将新的腹膜透析液灌入腹腔，依次循环操作。"持续性"体现在患者除腹膜透析换液的短时间外，腹腔内始终保留有腹膜透析液。而"不卧床"则意味着除腹膜透析换液期间，其余时间患者都可以正常活动。该模式可以充分清除毒素，更好地保护残肾功能。

2. 间歇性不卧床腹膜透析　相较于持续性不卧床腹膜透析，不同点在于患者的腹腔内有一段时间（数小时至数日）呈干腹状态，即腹腔内没有腹膜透析液留置。适用于怀疑腹膜高转运（毒素清除较好，水分清除较差）、残余肾功能较好、容量超负荷、行急诊透析等的患者。

3. 自动化腹膜透析　主要是利用自动化机器进行腹膜透析换液操作，以替代手工换液。使用自动化腹膜透析机，一般情况下在夜间进行，睡觉前设置好机器参数，将机器上的管路与患者身上的腹透管连接，机器就会在夜间进行腹膜透析换液，而不影响患者睡眠，大大提高了患者的生活质量。适用于要求高生活质量（如有上班需求）的患者、上学期间的儿童患者、容量超负荷、超滤效果差的患者及不能耐受过高腹腔内压力（如疝气、鞘膜腔积液）的患者。自动化腹膜透析还可以个性化设置处方，如每次灌入的腹膜透析液量、每次留腹的时间等都可以根据患者情况设定，护士还可以远程了解患者腹膜透析治疗的基本情况，甚至可以远程更改患者的透析处方。在我国，目前在售的自动化腹膜透析机有国产的，也有进口的，费用在3.5万~8.5万不等，但是由于腹膜透析机及透析管路目前还未纳入医保，大大制约了自动化腹膜透析的开展。

（汪海燕）

腹膜透析置管前后应该做好哪些准备

腹膜透析具有设备简单、安全易行、经济、方便、对人体内环境影响小等优点。在确定接受腹膜透析后，需要通过手术将腹透管置入患者腹腔，在腹透管安置术前后应注意以下几点。

1. 腹透管安置术前 ①配合腹膜透析专职护士和医生进行术前评估，确定是否适合行腹膜透析。②配合医生完善各项术前检查，选择合适的导管类型、手术切口、隧道路线和导管出口位置。③进行皮肤准备：术前配合护士进行腹部备皮，彻底清洗脐部、腹部及会阴部皮肤。④进行肠道准备：术前排空大、小便，如有便秘，须告知医生进行处理。遵医嘱，根据麻醉方式确定术前禁食、禁水的时间，注意降压药物不可中断。⑤术前一晚保持良好的睡眠，缓解紧张情绪。

2. 腹透管安置术后 ①术后第2天下床适度活动，以促进胃肠蠕动，同时预防漂管。②切口未拆线前，不得淋浴，可擦浴。③拆线前用多头腹带保护伤口，妥善固定腹膜透析导管，避免牵拉导管。咳嗽、打喷嚏等增加腹内压时应注意保护伤口，避免伤口出血，影响愈合。④保持大便通畅，如有便秘可用药物辅助排便。⑤在未正式行腹膜透析治疗之前，如已行血液透析治疗，不可随意中断，且须继续坚持药物治疗及饮食控制。

（汪海燕）

腹膜透析能做多少年

腹膜透析是终末期肾脏病患者肾脏替代治疗的重要方式之一。相比血液透析，腹膜透析具有可操作性强、舒适度高，对血流动力学影响小、对饮食限制较少、对工作和学习影响小、保护残存肾脏功能等优势。随着腹膜透析技术的不断发展和逐渐成熟，腹膜透析患者生存时间显著延长。腹膜透析患者的带病生存时间依个体的情况不同而有所差异，腹膜透析患者30~35年的生存期在临床上是可见的。

腹膜透析一般可以在家做，比血液透析方便，但容易感染，一定要注意卫生防护。

心脑血管事件和重症感染是腹膜透析患者最主要的退出原因，而年龄增大、营养不良和体内"微炎症状态"也是导致患者退出腹膜透析的重要因素。因此，腹膜透析患者要加强监管、规范腹膜透析操作流程、预防和积极控制感染、改善营养及微炎症状态、减少并发症的发生，这些均有利于改善腹膜透析患者的生存预后。

因此，腹膜透析患者要与医生紧密联系，一旦发生疾病或腹膜透析相关并发症或操作失误等情况，应及时与医生联系。通常情况下，如及时纠正腹膜透析不良事件，患者的生存期也会相对较长。如果患者充分、规律透析，无严重的并发症，则预后更好，生存期更长。

（庄　勤）

腹膜透析管可以用多久

如果你已经开始进行腹膜透析了，请放心，腹透管置入腹腔的那部分是永久性的。理论上讲，只要不终止腹膜透析，不出现严重的腹膜炎，是不用拔除或者更换的。但是，腹膜透析置管的外面还有一小节（钛接头以外连接碘液微型盖的部分）需要每 6 个月进行更换。

（毛　卉）

儿童腹膜透析

由于婴幼儿血管通路建立较困难，腹膜透析也是肾衰竭儿童主要的肾脏替代治疗方式之一，尤其是低年龄孩子的首选治疗方式。

儿童腹膜透析也分为手工透析和自动化腹膜透析两类，后者是利用机器进行透析液交换的腹膜透析方式，只需每晚在家中进行一次 8~10 小时的疗程。睡前将身上的导管与腹膜透析机连接上，开启程式，直至第 2 天早上结束。自动化腹膜透析较手工透析而言，可以降低感染的发生，也可以让小朋友更好地回归社会和学校，但是它的费用较手工透析来说更昂贵，每天需要耗费透析机专用的管路。

腹膜透析具有居家治疗的优势，因此，多数维持性腹膜透析治疗的患儿可以正常上学及参加社会活动。但需要强调的是，腹膜透析对导管护理要求较高，由于部分患儿不具备自我管理能力，其感染并发症风险相对成人较高，需要家长全程、全方位的照顾，为其提供"以家庭为中心"的护理模式，包括透析前的家庭评估、患儿和居家照顾者的教育培训等。强调要重点关注青春期患者的依从性，为患者提供延续性护理服务和心理社会支持。

（沈　霞，周　清）

二、腹膜透析护理

腹膜透析患者如何保护我们的生命屏障——腹膜

保护尿毒症腹膜透析患者的腹膜是保证透析充分性的前提，一旦残余肾功能丧失，腹膜透析的效果随即降低，对毒素的清除能力明显减弱。因此，对腹膜透析患者腹膜的保护至关重要。

1. 选择恰当的腹膜透析时机　选择适当的腹膜透析开始时间对于提高腹膜透析患者长期生存率及保护残余肾功能具有重要意义。肾衰竭晚期患者常合并多种并发症，体内代谢毒素水平增高不仅会对全身各脏器产生严重影响，也直接影响腹膜的功能。在肾衰竭患者出现明显消化道症状，胃肠道透析等辅助治疗手段难以有效控制血肌酐水平和维持身体内环境稳定时，即应考虑开展腹膜透析治疗。

2. 防治腹膜透析相关感染并发症 感染是腹膜功能受损的重要原因，避免或减少腹膜透析相关感染对保护患者腹膜功能具有重要作用。随着腹膜透析体外连接系统的不断改善，腹膜炎的发病率已有明显降低。高龄、低白蛋白血症及营养不良等均为腹膜透析相关感染性腹膜炎的危险因素。

3. 提高腹膜透析液生物相容性 目前，临床上还没有十分理想的高生物相容性的腹膜透析液。传统的腹膜透析液是以不同浓度的葡萄糖为渗透剂的乳酸盐透析液。基于传统腹膜透析液进行改良的双室双袋腹膜透析液由于其显著降低了葡萄糖降解产物的含量，生物相容性更佳。

4. 适当选择腹膜透析方法 腹膜透析方法与装置改进有利于保护长期腹膜透析患者的腹膜透析效能。目前的腹膜透析方法主要包括：持续不卧床腹膜透析（CAPD）、持续循环式腹膜透析（CCPD）、夜间间歇性腹膜透析（NIPD）、潮式腹膜透析（TPD）及持续流动性腹膜透析（CFPD）。

自动化腹膜透析是通过机器在晚上自动进行换液，因此腹膜透析容量更大，透析液交换次数也可由机器调节，超滤量基本不受腹膜转运状态的影响，能够更好地提高腹膜的透析效能。

综上所述，预防腹膜炎、保护残肾功能及使用生物相容性更好的腹膜透析液是维持性腹膜透析患者腹膜保护的重要策略，同时需定期评估腹膜功能。

（庄 勤）

腹膜透析患者如何保护自己的"生命线"——腹膜透析管

腹透管常伴随患者很长时间,因此保护好腹透管至关重要。在日常生活中,腹透管的护理应该注意哪些方面?

(1)触碰腹透管管路前一定要彻底洗手,防止细菌通过管路进入腹腔。

(2)妥善固定好导管,切勿扭曲、牵拉腹透管。为防止管路被扭曲、牵拉,应使用腹带,并用胶布十字交叉法将管路固定在皮肤上,并穿宽松的衣裤。

(3)切勿用酒精涂抹导管,酒精会影响腹透管的使用寿命。

(4)切勿在导管周围使用任何锐器,如果不小心剪断了腹透管管路,细菌就很容易进入腹腔,如发生导管破损,应及时去医院就诊。

(项　波)

如何判定腹膜透析的效果

一般来说,若患者觉得食欲良好、体重增加、体力恢复,慢性并发症逐渐减少或消失,每天的腹膜透析超滤剂量足够或满意,可以提示腹膜透析基本是充分的,即效果是好的。

具体如何来判断呢?

1. 根据临床状况判断

(1)日常生活中是否有恶心、呕吐、失眠、不安腿综合征等症状,如果有的话,说明毒素在身体内蓄积,未清除干净。

(2)如果出现血压持续增高、体重增加、明显水肿、呼吸困难等症状，说明体内的水分未清除干净。

2. **其他** 除了自身感觉和临床表现外，定期的体格检查和血液生化免疫学等检查也能判断透析是否充分。

（1）医生会根据患者的化验结果，判断患者体内的酸碱平衡是否紊乱、是否存在电解质紊乱，如存在电解质、酸碱平衡紊乱，提示透析不充分。

1）钾代谢：血钾高于 5.5 mmol/L 可判断为高钾血症，其最严重的后果是导致致命性的心律失常。血钾低于 3.5 mmol/L 则为低钾血症，早期会出现全身肌肉无力甚至呼吸及吞咽困难，严重者可致窒息。

2）钙代谢：患者血钙低于正常值时，会引起骨质疏松、佝偻病，诱发手足抽搐等；血钙高于 2.55 mmol/L 时提示高钙血症，需要进一步明确病因，血钙高于 3.5 mmol/L 时必须立即纠正。

3）磷代谢：透析后血磷的控制十分重要，当血磷高于正常值时，会产生较多危害。例如，皮肤会出现瘙痒或反复发作、不易愈合的破溃，骨骼疼痛且易骨折，血管钙化等。所以腹膜透析患者一般在饮食上要严格控制磷的摄入，保证透析充分，必要时采取药物控制。

（2）透析患者特异性的充分性评估：即溶质清除情况的评估，需每半年测定一次尿素清除指数（K_t/V）和肌酐清除率（Ccr），根据这个结果，医护人员可以客观而准确地评估患者的透析充分性。

（3）腹膜平衡试验可确定患者的腹膜特性，作为医生调整处方的依据。

（4）尿量、超滤量、体重、血压及是否水肿等可协助判断水分清除是否达标。

（金　艳）

腹膜透析患者的家属需要注意什么

腹膜透析患者的家属需要关心患者生活中的点点滴滴。

需要关心患者的睡眠：不要熬夜，每天睡眠时间保证在7~8小时。每天保持愉悦的心情。

需要关心患者的血压、体重、尿量，每天固定时间进行测量，及时发现异常情况，及时处理。

需要关心患者的治疗：按时进行透析，按时服用口服药物，按时进行补血针的注射等。

需要准备健康的三餐：多准备新鲜的水果和蔬菜。准备优质蛋白，如蛋类、奶类、肉类，荤素搭配。在选择食物的时候，要选择食物成分表较少的，成分越多，添加剂越多，尽量避免罐头食品。新鲜烹饪的食物好过微波炉转一下的冷冻食品。

需要提醒患者保持运动：要把运动融入生活、工作中，可以通过走路、散步、遛狗及骑车等方式达到运动的目的。

（金　艳）

做了腹膜透析以后还需要经常去医院吗

答案是 Yes。

当患者开始腹膜透析治疗后，需要每 2~4 周去医院接受规律的随访，医生会评估患者近期的透析情况，从而判断是否需要进行药物及透析方案的调整。

规律地去医院就诊也可以对透析用品和口服药物进行补充，确定透析液送货时间，确保在下次去医院前有充足的居家腹膜透析医用物资。

如有特殊情况发生，比如呼吸困难、胸闷、胸痛、体重明显增加、下肢出现水肿等情况时，应及时到医院就诊。

为了尽可能地避免特殊情况的出现，您需要严格按照医生的嘱咐进行腹膜透析治疗和服用药物，合理进食，保持适宜的运动量。

（金　艳）

做了腹膜透析是不是就可以不打针吃药了

腹膜透析只能在一定程度上替代肾脏的排泄功能，帮助排出体内多余的水分和毒素，但是达不到健康肾脏对于水分和毒素的清除效果，也不能替代肾脏的内分泌功能，所以开始透析以后也要相应地服用控制血压、纠正贫血和钙磷代谢紊乱等的药物。重组人促红细胞生成素以往都是皮下注射，现在口服促红细胞生成素已经上市了，腹膜透析患者可遵医嘱服用。

（袁　立）

腹膜透析有哪些常见并发症

1. 腹膜炎　是腹膜透析中最常见的并发症。经过肾科医生和护士的不断努力，腹膜炎防治相关知识在腹膜透析患者及家属中越来越普及，大家也更重视环境清洁及手卫生。目前，腹膜炎的发生率已经越来越低。

当患者出现腹痛或透出液混浊时，就要警惕是否发生了腹膜炎。如患者或家属无法判断是否发生腹膜炎时，可先与定点的腹膜透析中心联系，并及时就诊。建议将放出的混浊腹膜透析液一起带到腹膜透析中心进行相关化验。一旦确诊腹膜炎，医生会根据临床经验和药敏试验给予抗感染治疗。同时，需密切关注出口处护理，严格执行手卫生，保持环境整洁，重视房间的紫外线照射，还应与医护人员共同寻找导致腹膜炎的原因，改变不良习惯，避免再次发生。

2. 导管皮肤出口处感染 急性感染时，可以表现为出口处疼痛，局部红肿，可能出现脓性分泌物。慢性感染时，可表现为肉芽组织增生，持续时间在 4 周以上，多无疼痛感觉。患者或家属在进行出口处护理时，应认真洗手，查看出口处及周围皮肤有无分泌物、红肿等表现，如有异常应及时与医生联系。建议腹膜透析患者每周规律地进行 1~2 次出口处护理，以及在淋浴后立即进行护理。如有异常，可在专科医生或护士的指导下，局部予百多邦外用。

3. 皮下隧道感染 是指发生于导管皮下隧道周围软组织的感染性炎症，皮下隧道感染较少单独发生，通常伴有出口处感染，超声检查有助于诊断。皮下隧道感染的临床表现为出口处红肿，伴有渗液，沿隧道方向按压时伴有触痛。

4. 肺部并发症 包括肺炎、肺不张、急性支气管炎及胸腔积液等。主要发病原因是腹腔中的透析液使膈肌抬高，影响肺活量，以及与部分患者长期卧床有关。对于高龄老人，长期卧床的患者可以做深呼吸运动，如果发生肺部并发症，应立即与专科医生或护士联系，必要时可临时减少留腹的腹膜透析液量。

5. 低蛋白血症及低钾血症　由于在透析过程中会丢失蛋白质及钾，如患者不注意及时补充膳食中的蛋白质和钾，可导致营养不良及低血钾。因此，建议患者除了日常饮食外，每日可以增加一只鸡蛋或一杯牛奶；每周摄入适量的香蕉或橙子等含钾丰富的食物，或者口服一定剂量的氯化钾缓释片，以补充足够的蛋白质和钾离子。如患者出现胃口欠佳、消瘦、手脚无力等症状时，应该引起重视，及时赴医院就诊。

6. 局部疼痛及迷走神经反射　由于腹透管或透析液本身的酸碱度和渗透压等因素，以及腹膜透析液进出腹腔时速度过快，均可刺激腹腔内神经，引起腹痛及肩胛区疼痛。可以尝试调整患者的体位或者减慢进出液速度（例如，降低悬挂腹膜透析液的高度）来解决，如疼痛仍不缓解，应及时联系专科医生或护士。

（毛　卉）

如果腹膜透析液引流不出来了怎么办

腹膜透析液引流不出来是指透析液既不能经腹透管进入腹腔，也不能从腹腔排出。原因可能是腹透管扭曲、充盈的膀胱压迫导管末端、腹腔或肠腔气体过多、纤维或血块堵塞导管、导管被腹腔内大网膜包裹或导管移位（漂管）等。如出现腹膜透析液引流不畅时，可尝试按以下步骤处理：

（1）检查导管连接系统有无漏气，导管出口处与腹膜透析袋之间的垂直距离是否足够。

（2）让患者在排出腹膜透析液时不断变动体位，按摩腹部。

（3）排空膀胱。

（4）口服缓泻药，帮助排便。

如经上述处理均无效，应立即联系腹膜透析中心，请专科医生进行处理。

（毛　卉）

家中腹膜透析时发生突发情况该怎么办

腹膜透析有着可居家治疗，不受场地、设备限制和操作简便等优势，但也会发生一些突发情况。对于居家腹膜透析治疗的肾友来说，遇到突发情况时该如何应对呢？

1. 血性腹膜透析液　血性腹膜透析液的发生并不少见，大部分可以自行缓解。出现血性腹膜透析液的原因包括疾病相关和非疾病相关两类。前者包括多囊肾、腹腔慢性炎症及凝血功能障碍等；后者是指一些非病理的状态下出现的血性腹膜透析液，如患者做深蹲运动、搬运重物，或女性在月经期等。

一旦出现血性腹膜透析液，切勿慌张。静卧后仔细回忆有无不当运动史，近期有无服用抗凝药物的情况，女性需回忆月经史。应监测血压和心率。

静卧的同时，在家人的协助下，用1~2袋常温腹膜透析液进行腹腔冲洗（腹膜透析液放入腹腔后立即放出来），多数患者腹膜透析液颜色会转为淡红或接近正常，可以按照原来的腹膜透析方案继续治疗。如腹膜透析液颜色持续呈鲜红或深红，无论伴或不伴有腹痛、头晕、出冷汗等症状，须立即前往医院就诊。

2. 腹膜透析管破损漏液 一旦腹透管出现漏液现象，应立即停止换液操作，使用蓝夹子夹闭腹透管管路漏液部位的近心端，拧上碘液微型盖后就医诊治。

3. 腹膜透析短管污染或脱落

（1）腹膜透析短管污染：立即关闭外接短管旋钮开关，外接短管末端拧上碘液微型盖，前往医院就诊更换。

（2）腹膜透析短管脱落：立即停止换液，将蓝夹子夹住钛接头以上部分，将钛接头用无菌敷料包好，前往医院就诊更换。

4. 腹膜透析液袋漏液

（1）更换腹膜透析液之前检查时，一旦发现腹膜透析液袋有漏液，应保留该袋腹膜透析液并联系您的腹膜透析液供应商。

（2）重新取用一袋新的腹膜透析液进行换液操作。

（3）如果在换液操作中发现透析液装置有漏液现象，应立即关闭连接短管旋钮开关，分离透析液装置，拧上碘液微型盖，前往医院就诊。

（项　波）

做腹膜透析后阴囊水肿是怎么回事

部分男性尿毒症患者在接受腹膜透析后会出现阴囊水肿，这是怎么回事呢？

1. 发生阴囊水肿的原因

（1）透析液渗漏：透析液通过缺损的腹壁渗出，导致外生殖器水肿。

（2）疝（俗称"小肠气"）：主要是由于腹膜透析液注入腹腔后导致腹腔压力增高，或患者合并营养不良、肥胖及腹壁较薄弱等易患因素。

2. 如何鉴别病因 非常简单，只要做一个腹部 CT 检查就可以明确病因了。

3. 如何治疗

（1）腹膜透析液渗漏原因：情况允许可暂停腹膜透析，等待腹膜愈合。如需继续透析治疗，应改用小容量间断腹膜透析或改用血液透析 1~2 周，待腹膜愈合后继续腹膜透析。如果持续渗漏则需手术修补。

（2）腹壁疝原因：一般都需要手术治疗。手术后如情况允许可暂停腹膜透析，如需继续透析治疗，可使用自动化腹膜透析机或改血液透析过渡。如患者无法进行手术，可使用疝托并减少活动，定期门诊随访。

（项　波）

三、腹膜透析患者的生活注意事项

做了腹膜透析还能上班吗

当您选择了腹膜透析作为肾脏替代治疗方式后，有两种更换腹膜透析液的操作选择，一种是人工换液操作，另一种是机器换液操作。人工换液操作每日操作次数通常在3~5次，操作的时间相对固定，每次操作需要的时间约为30分钟，对上班族和需要特定处方患者的日常生活会造成一定的影响。

机器换液操作的专业名称是自动化腹膜透析（automated peritoneal dialysis，APD），就是使用自动交换腹膜透析机进行交换的腹膜透析方法。

APD和人工腹膜透析与血液透析的区别有哪些呢？

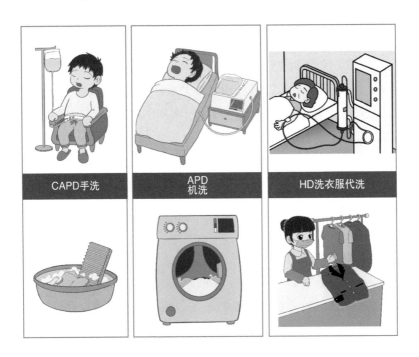

APD真的可以让患者有更多的自由时间吗（表4-1）？

表 4-1　三种透析方式比较

透析方式	透析地点	治疗耗时/次	透析频次	总耗时
HD	医院	4~6 小时	2~3 次/周	约 18 小时/周 + 往返医院时间
CAPD	居家	4~6 小时	21~28 次/周	约 168 小时/周
APD	居家	8~12 小时	7 次/周	约 70 小时/周

APD 更适合哪些人群呢？

（1）有求学及工作需求的人群。

（2）高转运及高平均转运人群。

（3）大体型患者及无尿人群。

（4）儿童（包括新生儿）。

（5）需要紧急透析及置管后即刻透析人群。

（6）老年患者等需要别人辅助操作的人群。

腹膜透析是为了延续生命，而选择 APD 是为了使透析人的生活同样精彩。

（金　艳）

腹膜透析患者可以和爱人享受性生活吗

很多腹膜透析患者觉得自己已经"肾虚肾亏"了，肚子上还有一根腹透管，对于能否享受性生活顾虑重重。

中医认为肾的生理功能为：主藏精、生殖发育，所以当肾脏严重受损后，患者的性功能也会相应受损，一些患者甚至还有自卑心理，压抑自己的生理需求。

腹膜透析患者因为肾功能衰退、治疗药物不良反应及心理问题等，不愿意与爱人有亲密接触，就是有性生活也常常不和谐。还有相当一部分的患者及其配偶，因为担心会加重病情而放弃性生活，其实这样的认知是错误的。正常、适当的性生活不仅能协调、增进夫妻感情，而且对自身和配偶的生理健康和心理调节也是有益的。适当的性生活对心脏、免疫系统、疼痛及精神健康均有积极影响和良性作用。在透析充分且没有严重心脑血管、贫血等并发症的前提下，腹膜透析患者可以进行性生活。适当的性生活不会加重病情，反而会增加患者生活的信心，对维护心理和生理健康都有很好的作用。

需要提醒的是，腹膜透析患者免疫功能低下，而性生活需要消耗一定的体力，在劳累和出汗后要注意预防感冒和继发性腹膜炎。所以，腹膜透析患者在过性生活时一定要注意保暖，宜在干腹时和爱人享受夫妻生活，并做好导管的固定。

透析是为了活着，而活着并不只为了透析。希望广大的腹膜透析患者能经常拥抱您的爱人，携手共度美好人生！

（庄　勤）

做了腹膜透析还能去旅游吗

接受维持性腹膜透析治疗并不意味着与社会生活脱节，只是换了一种生活方式，透析患者并非与旅行无缘，肾友们可以出去看看外面的世界，适当的旅行有助于提高透析患者的生活质量，对其身心健康都有益处。不过透析患者在外出旅行前一定要做好充分的准备以保证旅行过程的安全。肾友们出游之前一定要注意以下几个方面。

（1）一定要在病情稳定阶段安排外出旅游，保证出发前1个月内的腹膜透析过程顺利，透析滤出液澄清，腹膜透析超滤量、尿量、血压和体重等指标控制良好，各项化验指标稳定，并且经医生评估后获得允许才可外出旅行。建议短途旅行，外出时间不宜过长。

（2）需要了解旅行目的地及周边的医疗条件，查询有无腹膜透析中心，必要时提前与当地腹膜透析中心取得联系，以了解他们能否在紧急情况下提供医疗支持和帮助。患者外出旅游时，应随身携带好自己的病历、最近的化验单和透析相关材料，万一发生意外或身体突发不适时，便于当地的医生及时知晓病情，给予最合理的诊治。

（3）提前准备好旅途中需要的治疗装备，如聚维酮碘（碘伏）帽、蓝夹子、电子秤、便携式紫外线灯和加温箱等腹膜透析用具，带好充足的透析液，如果腹膜透析液用量比较大，可以提前联系目的地腹膜透析液公司，安排腹膜透析液运送至入住酒店。此外，每天所需服用的药物应随身携带，旅游中玩兴再高，也别忘了吃药。陪同旅游的家人应注意提醒患者按时服药。如果是海外旅行，在入关时记得进行药品申报，以防药物被海关扣押。

（4）行程安排要合理，游览每处景点中途应有充分休息的时间，这样可以保持相对充沛的精力，并预留出每天换液的时间。此外，应备好衣物，以防受凉。

（5）饮食方面要注意清淡、卫生，避免摄入过量的水分、盐分，保证自身体液平衡。切忌贪图一时享受，暴饮暴食。

疫情期间，出游应戴好口罩，不要去人多拥挤的地方，以防发生意外。总之，有了旅行前的充分准备，旅行中对水、盐、饮食及透析操作进行良好的监控，腹膜透析肾友是可以和家人一起体验外出旅行的乐趣的。

（项　波、周春扬）

如何解决腹膜透析患者洗澡的困扰

保持置管处皮肤的清洁也是预防导管感染的重要环节，且良好的卫生也是必需的。但有的患者害怕洗澡，有这样那样的顾虑。那么，腹膜透析患者什么时候可以洗澡呢？洗澡时又有哪些注意事项呢？

新置管的患者在置管术后 2 周内不能洗澡。在这 2 周内，要按照护士教的方法做好导管出口的换药。每天换药时，注意观察出口周围有无红肿、疼痛及分泌物。如果愈合情况良好，2 周后腹膜置管处伤口拆线后，就可以洗澡了。

1. 洗澡前的准备工作 需要准备的物品有：敷料，棉签，聚维酮碘（碘伏），0.9% 生理盐水 1 支，纸胶布，人工肛袋。

2. 洗澡过程

（1）洗手，慢慢取下导管出口的敷料。

（2）检查短管接头是否拧紧，将腹膜透析外接短管全部放入人工肛袋中，撕开人工肛袋反面的黏贴纸，固定于出口处。注意贴合密闭。

（3）开始洗澡，注意时间不能过久，防止人工肛袋中途松脱。

（4）洗澡完毕，取下人工肛袋，按护士教的方法进行换药。

（5）洗澡时，尽量将时间安排在导管出口换药前，也就是洗完澡后再换药。

3. 注意事项

（1）原则：保持伤口清洁、干燥。

（2）淋浴时使用肛袋保护伤口。

（3）忌盆浴。

（4）每次淋浴后必须进行伤口护理。

做到这些，腹膜透析患者就能安全舒服地洗澡了！

（庄　勤）

腹膜透析患者不可以运动吗？ NO，NO，NO

有人说慢性肾脏病患者不能运动，更不要说尿毒症期的腹膜透析患者了。事实是这样吗？

适宜的运动锻炼能提高心肺耐力、改善肌力、改善蛋白质能量消耗及炎症状态、降低心血管疾病风险，从而改善腹膜透析患者的生理功能和生活质量。所以，腹膜透析患者可以运动，并提倡进行运动康复。但腹膜透析患者是心血管疾病的高危人群，要如何科学合理地运动，才能获益并预防运动相关危险呢？

1. 首先要进行运动康复前评估　专业医护人员结合腹膜透析患者的临床病情、生理功能及活动能力，采用适宜强度的运动负荷试验评估腹膜透析患者的运动承受能力，从而降低运动相关不良事件的风险。

2. 制订运动康复处方及落实　运动处方由专业医护人员制订，根据运动康复前每位腹膜透析患者的评估情况制订个体化的运动处方。腹膜透析患者运动前应将腹腔中的透析液排空或仅少量腹膜透析液留腹。

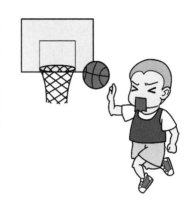

3. 运动处方　包括运动频率、运动强度、运动时间和运动类型。

（1）运动频率：在增加日常体力活动的基础上，建议每周至少进行 3 次运动训练。

（2）运动强度：腹膜透析患者病情较复杂、临床合并症多，建议从低强度运动训练开始，逐渐达到中等强度的运动水平。适当进行中等强度的有氧运动和抗阻运动。由于药物、液体负荷等因素对心率的影响，Borg 主观疲劳感觉评分表（RPE）11~13 分是目前公认适合腹膜透析患者运动的强度，表现为运动过程中呼吸频率和深度有所增加，可以进行对话交流，轻微出汗，感觉稍累，但又没有达到很累的状态。

（3）运动时间：目标时间为每次运动 30~60 分钟，可根据患者的个体状况分次进行。

（4）运动类型：推荐的运动模式应该包括有氧运动、抗阻运动及灵活性训练。腹膜透析患者需根据腹膜透析液存腹量的不同，选择适合的运动训练方式。腹膜透析患者禁止游泳，因其会增加腹透管相关感染甚至是腹膜炎的风险。

1）有氧运动：步行、跳健身舞、韵律操等。建议起始 2 次／周，以后加至 3~5 次／周。

2）抗阻运动：弹力绷带或拉伸拉力器、抬举哑铃等。建议起始每周非连续的2天，后可增加至3次/周。

3）灵活性训练：一般多与有氧运动训练相结合，在运动训练的准备和结束阶段进行，包括练太极拳、跳广场舞、练八段锦等。建议5次/周。

4. 运动康复需定期评估及持续实施　每4~6个月定期再次评估、维持康复训练治疗来实施运动康复。

5. 腹膜透析患者运动的禁忌证　包括①血压异常：严重的高血压（如血压超过180/110 mmHg），或低血压（< 90/60 mmHg）；②控制不佳的心肺疾病：严重的心力衰竭、心律失常、不稳定性心绞痛、重度心包积液、瓣膜狭窄、肥厚型心肌病及主动脉夹层等，未控制的肺动脉高压（肺动脉平均压 > 55 mmHg）；③急性临床事件：急性全身炎症性疾病或腹膜炎等；④确诊或疑似发生深静脉血栓，如小腿不正常水肿、发红和疼痛时要暂缓或停止运动；⑤严重水肿、骨关节病等不能配合运动。

6. 腹膜透析患者运动的终止指征　包括①胸、臂、颈或下颌等部位烧灼痛、酸痛、缩窄感；②严重的胸闷、气短、交谈困难；③头痛、头晕、黑矇、浑身无力；④严重心律失常；⑤运动相关的肌肉痉挛、关节疼痛。

7. 腹膜透析患者运动康复安全风险　包括心血管合并症、骨关节的损伤、低血糖、跌倒意外等。

8. 注意事项　腹膜透析患者家属需在运动康复中做好支持陪伴、监督和指导。①血糖 > 13.9 mmol/L 或 < 5.5 mmol/L 时应暂缓运动；②糖尿病或低血糖倾向的患者应该在运动前、中、后测量指尖血糖，同时备好高升糖指数的点心；③腹膜透

析患者应尽量于干腹时运动,要避免可能导致腹压升高的动作,以免引起腹透管出口处漏液;④如出现持续透析中和运动后的低血压及不适,须停止运动并告知医生。通过记录运动日记或者计步器等,可以监督运动训练执行状况,增加运动康复训练的信心和依从性。

总之,腹膜透析患者运动康复需进行充分评估,采用个体化方案、量力而行,循序渐进、持之以恒,在保障安全的基础上找到适合自己的有效运动方式,从而提高生理功能和生活质量!

（庄　勤）

腹膜透析对居家环境有什么要求

腹膜透析正被越来越多的终末期肾衰竭患者所选择,作为一种家庭透析方式,患者的自我管理尤为重要。如果护理不当,容易发生腹膜炎。因此,患者在家中进行腹膜透析时,除了必须严格遵守无菌操作外,对居家环境也要非常重视。

（1）住房条件允许的话,建议有专用的腹膜透析换液房间,或者做一个专用的隔断。室内要通风、光线充足,保持清洁、干燥。如果是在卧室内,每日晨起应先开窗通风,打扫房间后半小时关窗消毒。窗帘及床上用品应定期清洗、日晒。

（2）紫外线灯空气消毒每天至少1次,每次30分钟。

（3）换液操作台面每天清洁1次,每次操作前用75%酒精喷洒,待干后放置腹膜透析换液用物。

（4）操作前半小时停止打扫卫生,避免尘埃飞扬。每次操作前应戴口罩，认真洗手，暂时关闭门窗，切勿正对风扇及空调出风口。

（5）腹膜透析换液操作时，避免他人在旁走动，并应在清洁、光线充足的地方进行。

（6）换液时应集中注意力，坚持无菌原则，不要随时接听手机，不要织毛衣。

（7）透析液及透析用物应放置于清洁、干燥、阴凉、通风处，避免阳光直射。

（8）家里不要饲养宠物，如猫、狗、兔子等。换液操作间内避免种植绿色植物。

（袁　立）

腹膜透析患者可以正常喝水吗

腹膜透析虽然可以替代肾脏的排泄功能，但是随着残肾功能的逐渐丧失，尿量也会逐步减少，直至无尿，同时腹膜透析治疗主要是依靠腹膜的自然功能，对水分的清除不像血液透析那样可以依赖血液透析机设定超滤量，所以一旦开始腹膜透析，就要彻底改掉自由饮水的习惯，除了吃药时喝的水，其他的茶水、饮料、粥、汤面及馄饨等半流质饮食都要严格限制。喝水多可能导致容量超负荷，从而加重肾脏和心脏的负担。

腹膜透析患者由于尿量减少，容量不易控制，如水、盐摄入过多会导致水肿、血压升高，严重者会出现胸闷、气喘、夜间不能平卧、胸腔积液、心包积液等。因此，严格的水、盐限制对腹膜透析患者尤其是无尿患者来说是容量控制的关键。但是很多患者因为口渴又很难控制不喝水。这里教给大家几个控制水分摄入的小窍门。

（1）使用小容量、带刻度的固定水杯。将每天定量的水盛放在固定的容器内，并用固定的水杯饮用，适量、分时段饮用，每次小口喝，不要一饮而尽。

（2）吃酸橙、柠檬或嚼口香糖，保持口腔湿润，降低口渴感。

（3）用凉水漱口，不要咽下。

（4）用柠檬水制作小冰块，口渴的时候可以取一小块含于口中，一则可以解渴，二则可以满足心理需求。

（5）每天早晚称体重，对体重的增长做到心中有数。

（6）实践证明，过于清闲的人比忙碌的人更喜好饮水。所以，尽量充实自己，多与人接触，主动做事丰富生活。

（7）如果患有糖尿病，高血糖会增加渴感，与医生和营养师探讨控制血糖的问题。

（8）尽量避免高盐食物，如味精、蚝油、咸菜、各种酱、盐腌制食品、熟食等。杜绝外卖，减少外出就餐。

（9）用醋、糖、葱、蒜等替代食盐，增加食欲。

（袁　立）

腹膜透析患者可以正常吃东西吗

腹膜透析患者可以正常吃东西，但是要严格遵守饮食原则，科学合理饮食，才可以吃得既营养又健康。

腹膜透析患者每天从腹膜透析液中丢失大量的营养物质，

如蛋白质、氨基酸、水溶性维生素、微量元素和电解质等，若长期不注意饮食的科学摄取，会导致营养不良。科学的饮食原则包括以下几点：摄入充足的优质蛋白质；摄入充足的热量；控制脂肪和胆固醇的摄入；限制液体摄入；限钠（盐）、磷；补充钙剂、维生素等。

1. 摄入充足的优质蛋白质　腹膜透析可协助排毒，但在腹膜透析过程中，部分蛋白质（5~15 g/天）也会随透析液丢失。因此，应当增加蛋白质摄入，维持氮平衡，避免营养不良。《KDOQI营养指南》建议，蛋白质摄入量应达到每天1.2 g/kg体重，其中至少50％为优质蛋白。摄入过多，可使代谢废物潴留增加，加重病情；摄入过少会造成营养不良。优质蛋白以动物蛋白为主，如鲜奶、鸡蛋、鱼、瘦肉等，含人体必需的氨基酸多，更容易被人体利用，代谢废物少。非优质蛋白多以植物蛋白为主，如豆类、米、面中的蛋白，含必需氨基酸少，不宜多吃。需要说明一点，大豆属于植物蛋白中的优质蛋白。因此，每天摄入的蛋白中，至少50％应为优质的动物蛋白。

2. 摄入充足的热量　长期腹膜透析的患者应摄取充足的热量，因为只有能量摄入充足，身体才能有效地利用摄入的蛋白质，维持充足的营养储备。否则，会使体内蛋白质因提供热量而分解，增加毒素产生。但是，热量也不可补充过多，否则可能引起高脂血症和动脉粥样硬化等疾病。

与血液透析患者相似，60岁以下，每天每千克体重应摄入146千焦（35千卡）的热量；60岁以上，活动相应减少，热量摄入也应适当减少，126~146千焦（30~35千卡）即可。同时，遇到极度消瘦或过度肥胖患者时，可适当增减热量。

　　热量主要来自碳水化合物和脂肪，尽量以碳水化合物，即谷类食物为主，少吃脂肪，尤其是动物性脂肪，避免高脂血症的发生。热量足够时，尽量多食用热量高而含蛋白质相对低的食物，如土豆、山药、芋头、藕、南瓜、粉丝等。进食减少时，可适当增加一些食用糖或植物油以增加热量，满足身体基本需要。

　　3. 控制脂肪和胆固醇摄入　　长期透析患者常伴有脂质代谢紊乱，虽然透析可清除代谢废物，但对于大分子物质如胆固醇则不易清除。因此，应当限制脂肪和胆固醇的摄入。提倡选择食用植物油，并保证每天摄入的油控制在 20 g 左右。建议炒菜用葵花籽油，凉拌用橄榄油，每隔 1~2 个月更换食用油的品种。对于已经出现高血脂的患者，每天摄入的油量应该控制在 20 g 以下。可以多变换烹饪方式，尽量减少炒、炸等方式，多用蒸、煮等方法。

　　4. 限制水分的摄入　　尿毒症腹膜透析患者对于水分的控制较血液透析患者相对容易实现，但仍应遵循总的原则：量出为入，保持平衡。每天出量包括尿量、吐泻量、汗液、透析脱水量等，入液量为饮水量、食物中含水量及体内新陈代谢生水量的总和。

　　5. 限制钠（盐）的摄入　　钠摄入增加，患者会感到口渴，易增加液体摄入量而造成体内水和钠潴留，易出现高血压、心力衰竭、肺水肿等临床症状。因此，患者能否遵医嘱限制液体的摄入，在很大程度上取决于钠的摄入量。所以对于长期腹膜透析的患者来说，限盐等同于限水。食盐量应控制在每天 3 g 为宜。同时，还应避免高钠食物，如咸菜、咸蛋、酱及各种腌制品。

6. 注意钾的摄入 腹膜透析患者由于腹膜透析液钾离子浓度为零，因此每天经透析液会丢失大量的钾，易出现低钾血症。患者可以通过口服氯化钾片或摄入富含钾的食物来补充腹膜透析丢失的钾盐。富含钾的食物包括新鲜黄绿色蔬菜水果，如鲜枣、柑橘、柿子及杏子等；各种豆类、豆腐皮、马铃薯、蘑菇、紫菜及海带等。对于血钾正常或轻度减低的患者，从食物中摄取钾不仅有效，而且容易做到，同时可以补充水溶性维生素等其他营养物质，患者依从性较好。对于无尿或透析剂量不足的患者也需要监测血钾，避免发生高钾血症。

7. 限制磷的摄入 肾脏排泄磷的能力下降是腹膜透析患者发生高磷血症的主要原因，如果患者摄入高磷食物，如高蛋白饮食时，易出现高磷血症。腹膜透析能够排出一部分磷，皮肤也可排出少部分磷，磷沉积于皮肤易引起瘙痒。此外，高磷血症诱发继发性甲状旁腺功能亢进，后者可进一步引起和加重肾性骨病。因此，腹膜透析患者应采取低磷饮食，限制磷的摄入，积极纠正高磷血症，每天磷的摄入量控制在 800~1 000 mg 为宜。

8. 补充维生素 在腹膜透析过程中，水溶性维生素，尤其是 B 族维生素和维生素 C，极易随透析液排出体外，导致体内维生素缺乏。因此，应多食新鲜水果和蔬菜来补充丢失的维生素。同时应注意水分控制。必要时，可药物补充钙剂和维生素。

（袁　立）

第五章 终末期肾病的护理——血液透析

一、血液透析的基础知识

什么是血液透析

血液透析（HD）是治疗终末期肾病的一种血液净化治疗方法。正常情况下，肾脏和肝脏是人体内的两大"污物处理工厂"，它们各自分工负责处理人体内的污物。肾脏一旦生病，肾脏负责处理的污物就无法排出体外，在人体内堆积形成引起尿毒症的毒素。当肾衰竭时，肾脏完全或几乎完全停止了工作，导致尿毒症毒素和水分在体内蓄积，引起身体不适。血液透析就是用机器（透析机）代替肾脏工作，大致的过程是：血液被引出体外，通过透析机器进行"清洗"，随后再送回体内，如此反复循环进行"清洗"，从而达到清除水和尿毒素，维持水、电解质和酸碱平衡的目的。

（李荣英）

什么是血液透析滤过

血液透析滤过（HDF）是在血液透析的基础上采用高通

透性的透析滤过膜，应用对流原理（过滤模式）和弥散原理（渗透原理）来清除尿毒症毒素和水分，其中过滤模式治疗时，从血中滤出大量含毒素的体液，同时输入等量置换液。血液透析滤过是血液透析和血液滤过的有机结合，增加了对大、中、小分子毒素的清除力度，预防和减少了透析相关并发症的发生，从而达到提高透析患者生活质量和生存率的目的。主要适用于合并顽固性高血压、血流动力学不稳定、水钠潴留、低血压及对血液透析不能耐受、高磷血症、尿毒症周围神经病变的透析患者，尤其是对老年血液透析患者的心血管比较有益，特别适合尿毒症脑病的患者。

（李荣英）

什么是血液灌流

血液灌流是将患者血液引入具有吸附材料的容器中（如活性炭或树脂），通过吸附血液内的代谢产物、外源性药物或毒物使其得以清除，再将净化的血液输回体内的一种血液净化疗法。目前主要用于抢救药物过量及毒物中毒。

（李荣英）

血液透析治疗的时机选择

关于血液透析治疗的时机选择，国内外都没有确切的定论。理论上，开始透析治疗的最佳时机为：在某个临界点之前，透析较非透析的保守治疗相比，未能给患者带来更多的获益；

而超过这个临界点不透析的风险更大，那么这个临界点就是最佳透析时机。但实际上，由于患者病情复杂多变，确认透析时机需要临床医生针对患者病情，例如生化指标、有无尿毒症症状及并发症等进行综合判断。

多数学者认为当慢性肾衰竭患者肾小球滤过率（GFR）<25 ml/（min·1.73 m^2）或血清肌酐>325 μmol/L（4 mg/dl）应考虑实施自体动静脉内瘘成形术。非糖尿病肾病GFR<10 ml/（min·1.73 m^2），糖尿病肾病GFR<15 ml/（min·1.73 m^2），如合并下列情况时，可酌情开始透析治疗：①严重并发症，经药物治疗等不能有效控制者，如容量过多包括急性心力衰竭、顽固性高血压等；②难治性的高钾血症和（或）代谢性酸中毒；③严重贫血；④体重明显下降和营养状态恶化，尤其是伴有恶心、呕吐等。

（陆　伟）

儿童血液透析

儿童血液透析起步较成人透析晚，与成人透析不同的是，儿童血容量相对较少，血液透析对其体内循环的稳定性影响大，需要选择儿童专用的血液透析管路和透析器。另外，在通路选择上，因儿童血管相对细小，且不易配合治疗，依从性较差，建立动静脉内瘘的难度及风险均远远超过成人，故中心静脉导管是儿童的首要选择。不同年龄的儿童，其体重、体表面积跨度比较大，因此血流量、透析液速度等相比成人有明显的降低。儿童血液透析对生长发育、营养代谢及心理也会产生很大影响。

因此，血液透析过程中的护理工作显得尤为重要。

（张　慧）

二、血液透析护理

干体重"大作战"

干体重（DW）是针对透析患者的专用名词。对于透析患者而言，干体重是一个十分重要的观察指标，关乎其生存率及日后的生活质量。干体重过高会影响患者的心血管系统、血压的稳定性；干体重过低可能导致患者残余肾功能丧失、血液透析期间低血压等症状。越来越多的研究数据表明，透析患者体内水分过多是影响心血管疾病发病率和死亡率的重要因素，而干体重就是评价血液透析患者体内水平衡的最简便指标。干体重达标也是保证患者容量平衡、透析充分性的关键性指标。对干体重的科学评估及准确设定有利于实现对患者水平衡的有效控制。可见，干体重的管理与血液透析患者的治疗息息相关。

1. 什么是干体重　血液透析的目的之一是消除体内多余的水分，临床上以干体重为标准，也称"目标体重"，其定义是指体内水平衡状态下的体重，表明患者既没有水过多，也没有脱水，这也是每次血液透析治疗结束时希望达到的理想体重。

2. 如何判断干体重

（1）面容：没有眼睑及面部水肿。

（2）症状：无呼吸困难，无颈静脉怒张，无肝肿大，双肺无湿啰音，无哮鸣音。

（3）血液透析后血压基本正常。

（4）胸部 X 线片：心脏的影子没有增大，肺纹理清晰，没有胸腔积液。

（5）超声心动图检查示心脏大小正常。

3. 干体重的评估方法

（1）患者的基本情况：血压、心率及每分钟呼吸次数。

（2）相邻两次透析治疗间期的水分增长值。水分增长值＝本次透析前体重－上次透析结束后体重。透析间期水分增长值不应超过干体重的 3%~5%。

（3）患者的自我感受评估：透析结束下机后，患者自我感受良好，四肢活动正常，无肌肉痉挛、恶心、呕吐、低血压等不适症状。如透析结束时患者达到合适的干体重，还可表现为皮肤黏膜无水肿，皮肤出现轻微褶皱，自觉轻度口渴，有饥饿感、食欲良好等情况。

（4）放射学评估：透析后胸片心胸比率的改变是判断患者是否达到干体重的重要标准。心胸比就是胸部 X 线片上心脏最大横径与胸廓最大横径的比值。胸部平片心影不扩大、肺野清晰、无胸腔积液征，通常心胸比＜55% 的体重，表明患者基本达到干体重。透析后如胸片心胸比率增加，则说明患者体内水分过多，提示应适当降低干体重数值。

（5）人体成分分析仪评估：人体成分测量仪是基于生物电阻抗原理对人体成分包括水分进行准确测量。生物电阻抗评价血液透析患者干体重是通过分别测定正常人群及血液透析患者的体液状况，以正常人群为对照加以判定。一般认为当患者细胞外液容积等参数达到正常水平时，就达到了干体重。

4. 干体重设定偏差带来的影响 血液透析前需拟设定每次透析脱水量，脱水量等于透析前体重减去干体重。透析结束后需对是否达到干体重进行评估，当干体重设定偏高或偏低时会引发一系列并发表现，故干体重的设定至关重要。

（1）干体重设定偏低：干体重设定偏低会导致超滤量过多。当超滤量过多时可导致脱水过多，血管再充盈不足，有效循环血量就会快速减少导致透析低血压的发生，患者会出现恶心、呕吐、肌肉痉挛等症状，无法继续透析。同时，内瘘血管内血流速度减慢、血流量减少，容易形成内瘘血栓，最终内瘘闭塞废用。

（2）干体重设定偏高：干体重设定偏高会导致超滤量不足，其最直接的弊端是造成透析不充分，水钠潴留引起容量相关性血压控制欠佳及交感神经兴奋性增高，出现透析过程相关高血压。体内毒素无法充分排出体外，有毒物质在体内蓄积，可引发机体对营养物质的吸收障碍，导致营养不良。同时，体内液体量持续超负荷，心肌重构风险加大，可诱发心力衰竭等心血管合并症，这也是透析患者的主要死亡原因之一。

（3）干体重偏差的影响因素。

1）不服从医嘱：对血液透析患者来说，透析次数和时间的减少均可影响患者标准干体重值。

2）钠摄入量过多：研究表明，每天减少 50 mmol 的钠摄入，5 周后患者的收缩压可降低 5~7 mmHg。

（4）干体重偏差的干预方式。

1）严格控制水、钠盐的摄入。氯化钠（食盐）的日摄入量不超过 85 mmol（约为 3 g 食盐）。间隔 1 日透析前，患者的体重增长情况不超过干体重的 3%；间隔 2 日后，增长的体重不超过干体重的 5%。对患者的饮水量进行有效控制，有残余尿的患者日饮水量 =500 ml+ 前 1 日的尿量。患者可以分别在早、中、晚各饮 1 杯水（包括药物的服用），额外喝一杯汤（或者是牛奶、粥）、吃一个水果（如苹果、梨等）。没有残余尿的患者需要更严格地控制水分摄入。

2）调整透析模式：对血液透析模式进行个体化调整，提高患者心血管功能的稳定性以更好地耐受透析脱水。例如，延长透析时间和增加透析频率，或根据透析中心的条件，在常规透析治疗的基础上，安排血液透析滤过治疗。

5．维持干体重的健康教育

（1）教育原则与实施：血液透析患者体重的增长是较难控制的问题，通常的教育原则是"吃好、喝少"。"吃好"是指饭要吃好，即营养要合理，保证充足的营养摄取以补充透析治疗中丢失的营养物质。"喝少"是为了减轻心血管的负担，根据自身具体情况限量喝水。间隔一天透析时，透析前体重增长不应超过干体重的 3%，隔 2 天透析时，体重增长不应超过干体重的 5%，这样才能防止水分过多对心血管造成的负担，避免透析治疗时由于短时间内快速脱水造成低血压、四肢痉挛和心绞痛等并发症。

相当一部分患者存在对饮水的渴望和对限水的逆反心理，由此产生的一些行为会导致体重管理进入误区。如避开家属饮水，或为了少长体重而少吃、多喝，后者的问题更为严重。看起来体重增长是在正常范围之内，实际上营养摄入不足，短时间内的不良反应不明显，但随着时间延长，不仅心血管系统可能因长期不能减负而发生问题，而且身体还会因为营养物质消耗、摄取不足而营养不良。久而久之，可能会引发心力衰竭、营养缺乏、血红蛋白降低、体重下降、抵抗力降低、易感染，最终出现透析合并症，逐渐进入恶性循环，影响长期存活率和生活质量。所以患者饮水时要有一定的心理底线，减少对透析的依赖心理，提高自我管理的自觉性；同时也要避免营养摄入不足。

（2）干体重的评估过程：干体重是在透析患者多次治疗的过程中逐渐摸索出来的数值，并随患者营养状况而改变。如患者透析充分、食欲增加、营养状况好转，干体重会增加；相反则会降低。因此，在评估患者干体重时，要根据患者的血压、心功能和营养状况等进行综合分析，同时还要参考心房钠尿肽等实验室指标及心胸比等影像学指标。

（3）干体重的维持：患者干体重的维持十分重要，需要针对不同年龄、营养状况、心功能状况、接受透析治疗时间长短、对透析治疗及透析脱水的耐受性等多个方面进行综合分析。应在保证营养的同时从控制水分摄入着手，减少干体重增长从而减少每次透析治疗的脱水量。

（4）特殊情况下的工作方法：有些患者因为参加一些社交活动或偶尔饮食过量造成透析间期体重增长过多，可根据情况，灵活选择适当的脱水策略，清除体内潴留的水分。如患者不能耐受单次治疗脱水过多，可将剩余的水分在之后的2~3次透析治疗时附加除去，但必须注意控制每天的入水量，保证1周左右透析结束时体重能接近或达到干体重。

6. 干体重在脱水量计算中的应用　脱水量的计算公式（以 kg 为单位）：脱水量 = 治疗前体重 − 干体重 +0.2。患者减少衣服情况下：脱水量 = 治疗前体重 −（干体重 − 减少的重量）+0.2。患者增加衣服情况下：脱水量 = 治疗前体重 −（干体重 + 加衣的重量）+0.2。

举例

　　某长期维持性血液透析患者干体重 50 kg，因天气炎热减去外套 1 件，称重为 1 kg，透析前体重为 52 kg，计算患者此次治疗脱水量。

　　减衣后实际干体重为 50−1=49（kg）

　　预脱水量 = 治疗前体重 − 干体重 +0.2=52−（50−1）+0.2=3.2（kg）

　　若该患者因天冷增加外套 1 件，外套重 1 kg，则此次脱水量为多少？

　　加衣后干体重为 50+1=51（kg）

　　预脱水量 = 治疗前体重 − 干体重 +0.2=52−（50+1）+0.2=1.2（kg）

（陆　伟）

透析间期的你"肿"了么

　　透析患者透析间期体重是否控制达标，有没有多余的水分没有排除，是否"水肿"非常关键。在透析中有医护管理，平时您又是如何管理的呢？理想的透析体重（干体重）也称目标体重或理想体重，是指既没有水钠潴留也没有脱水的体重，也就是透析结束时希望达到的体重。

干体重如何自我评估

每次透析后感觉舒适、血压平稳，无抽搐、心悸、心跳加快等症状。平时要注意自己身体下垂部位有无水肿，有无胸闷、气促及夜间不能平卧等，如出现上述症状，证明有严重的液体过量。

透析患者的干体重与正常人的胖瘦一样，存在一种动态的变化。长期摄入过多的热量，而消耗又少，干体重就会增加；反之则会减少。另外，干体重与患者的精神状态、食欲改善、食量增加等因素也有密切的关系。

因此，透析患者必须清楚自身干体重，进入透析室后，进行透析治疗前，在自身条件允许的情况下必须称体重，强化干体重知识。患者每次透析前后精准称量增减衣服重量，实际是多少就是多少，最好事先在家中称好并及时报告医务人员，以便精准计算超滤量。

为了提高透析患者的长期生存率，改善透析患者的生活质量，掌握如何控制体重十分重要。那么，血液透析患者透析期间体重增加多少为好呢？

1. 透析间期体重的管理

（1）血液透析患者透析期间体重增加多少为好：2次透析期间的体重增长以不超过自身体重的 3% ~ 5% 为原则，一般建议患者透析期间体重增长不超过 1 kg/ 天。

（2）透析期间体重增长过多的患者在透析中会出现什么反应：若透析期间体重增长过多，患者体内存在过多水分，在透析间期容易发生水肿、胸闷，夜间睡觉不能平卧甚至发生急性左心衰竭。而透析中可能因为脱水量过多，体内血容量剧烈下降，容易出现血压下降，同时还伴有头晕、胸闷、脸色苍白、出冷汗、眼前发黑、恶心、呕吐、心率加快及肌肉痉挛（大腿、小腿、腹壁等），甚至有一过性意识丧失，有冠心病的患者还可能诱发心律失常及心绞痛。少数患者可表现为无症状性低血压。

（3）透析期间体重增加过多的主要原因：包括①饮食不节制，进食量太大；②饮水过多；③水果摄入太多；④便秘。

透析患者大多数尿量减少或几乎无尿，透析间期吃的或者喝的过多，水分无法及时排出，尤其是便秘患者更甚，大量水分在体内堆积，对人体产生上述一系列不良影响。

（4）如何控制透析患者透析间期体重的增长？

1）饮食节制，使自己一日三餐习惯吃干食，合理分配每餐进食量，尽量不吃汤面等含水量多的食物，不随意吃零食，尤其不随便吃腌制食品。

2）低盐饮食不仅可以减轻肾脏负担，也有利于减少口渴的感觉，一般建议每日盐的摄入量不超过 3 g。无盐酱油、无钠盐及外卖食品等，因为其中含有大量的钾，易引发心脏疾病，不建议食用。

3）控制饮水，限定并合理分配每天的饮水量（每天的饮水量以前一天的尿量加 500 ml 为标准）。

4）限制水果摄入，尤其是含钾量高的水果。

5）遵医嘱按时吃药。

6）养成按时排便的习惯，必要时可加用通便药。

7）在家中每天定时称体重，观察体重的增长速度。每天定时测量血压，及时调整进食量，能更好地帮助控制体重。

（5）如何称体重。

1）每天在固定的时间，用同样的秤或固定秤的地点测量体重。

2）2次透析间期的体重增长以不超过自身体重的3%~5%为原则，一般每日体重增长不超过1 kg。

3）每次血液透析前称体重，测量前排空大小便。

4）季节变化期间增减衣服要称量准确，一定要和医生、护士讲清楚增减衣服的数值，以便能准确地设定脱水量。

2. 透析间期水分的管理

（1）吃干不吃稀、饮食要清淡：尿少、无尿的患者要想控制水分的摄入量，切记要少喝汤、少喝粥，不要食用腌制品，以及含盐量高的调味品，比如味精、咸菜及酱油等。

（2）冰水更有效：当觉得口渴时，让患者口含小冰块或者小口喝水，让水在口中含一会再咽下。

（3）养成饮水的好习惯：选择有刻度的水杯，对饮水量做到心中有数。如果有可能，尽量在杯子内放置吸管饮水，同时拒绝饮用咖啡、碳酸饮料及含糖量高的饮料，这些饮料会越喝越渴，起不到解渴作用。

（4）将每天能摄入的水分上限量放在容器中，喝完便不再添加。

（5）尽量减少参加亲友的聚餐活动。

（6）尽可能参加工作，没有工作的肾友可以主动自己找些事情来丰富生活，忙碌的生活可以减少对水及食物的注意力。

（7）增加居室内空气湿度，缓解干燥的感觉。

（8）糖尿病患者要严格控制血糖，血糖高会让人大量饮水，造成水肿，所以控制血糖在正常范围内可减弱口渴的感觉。

（9）年纪大的人心脏功能下降，体重增加量要更低些（65岁以上老年人约为干体重的 2.5%）。透析间期体重应均匀增加，如干体重 60 kg，两次透析间允许增加体重（60×5%）约 3 kg，每周透析 3 次，则每天增加 1.5 kg 为宜。

（杨国彬）

血管通路知多少

1. 什么是血管通路 血液透析是目前国内终末期肾病（ESRD）患者最常用的肾脏替代治疗方式，ESRD 患者进行维持性血液透析必须建立血管通路，自体动静脉内瘘（AVF）和中心静脉插管（CVC）是目前临床最常使用的两种血管通路，是血液透析患者清除体内毒素、炎症介质、水等物质，控制心衰，纠正电解质紊乱的一条重要通路，是血液透析患者的生命通道。

2. 血管通路分类

（1）临时性血管通路（急诊血管通路）。

1）直接动静脉穿刺：足背动脉、桡动脉、股静脉。

优点：迅速、简单。

缺点：血肿、血流量不足、血管破坏、疼痛。

2）中心静脉插管：股静脉、锁骨下静脉及颈内静脉。

A. 经皮股静脉置管。

优点：①并发症少，且相对容易处理，操作简单、安全；②适用于需紧急抢救、神志不清、不能主动配合及不能搬动的患者。

缺点：①邻近外阴、肛门，易污染，感染率较高，保留时间短；②易误穿入股动脉；③导管易折，且不易固定；④肢体活动相对受限。

B. 经皮锁骨下静脉置管。

优点：①活动不受限，易于固定，不外露，患者耐受性好；②血流量较高。

缺点：①并发症严重；②穿刺技术难度较高。

（2）半永久性血管通路：带 cuff（涤纶套）的中心静脉置管。

皮下组织与涤纶套黏连，封闭导管处的皮肤入口，使之更加牢固，不易脱出，减少感染机会，使用时间大大延长，其平均使用寿命 18~24 个月。

（3）永久性血管通路（慢性血管通路）。

1）自体动静脉内瘘（AVF）。自体动静脉内瘘是在皮下将动静脉直接吻合，没有皮肤外露部分，减少了感染机会，血栓形成的发生率低，每次穿刺后也不需要结扎血管，成为透析患者最安全、使用时间最长的血管通路。在各种通路方式中，AVF 被推荐为血液透析通路的首选方式。新建立的 AVF 成熟时间最少 1 个月，最好 3~4 个月后再开始使用。

2）人工血管。人工血管在动静脉之间旁路移植，建立动脉-静脉短路，动脉血未经过毛细血管网直接回流至吻合口的静脉，人工血管内存在较大压力。目前使用最多的是合成纤维材料，如尼龙、涤纶、聚氨酯纤维及聚四氟乙烯等。移植物建立应当在开始血液透析前 3~6 周植入，人工血管内瘘术后肢体的肿胀一般在术后 3~12 周消退。

血管通路是维持性血液透析患者的"生命线"，如何使血管通路用得更好、更长久，我们取得了以下共识：医生精心地建立通路、护士精心地呵护通路、患者精心地关注通路、医护患精心地监测通路。

（陆　伟）

请善待内瘘这条"生命线"

1. 有内瘘的患者要注意什么

（1）内瘘手术后当天要抬高术肢，睡觉时将术肢垫高放在枕头上，伤口包扎不要过紧，也不可受压。

（2）内瘘术后 2 周可用橡胶握力球进行握力训练，以促进内瘘成熟，为穿刺做准备。

（3）不要在内瘘侧肢体测血压、抽血及行静脉穿刺。

（4）不要穿紧袖口上衣以防压迫内瘘，可适当放松一

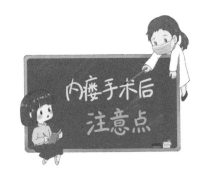

下袖口。

（5）内瘘肢体不要负重，长时间易下垂。

（6）不要在内瘘肢体扎绷带。

（7）不要患侧侧卧位（睡觉时候，内瘘手不要当枕头，不要向内瘘侧翻身以防压迫内瘘肢体）。

（8）内瘘侧肢体注意保暖，防止血管过度收缩，每日观察内瘘通畅情况。

（9）在脱水量较大、腹泻、低血压、高热等情况时，特别注意内瘘是否通畅。

（10）发现内瘘无搏动和杂音或明显减弱时，请及时来医院就诊。

2. 如何更好地进行内瘘功能锻炼

（1）握球锻炼。

1）内瘘侧手掌每天握球30分钟，每分钟20次，每天锻炼4~5次。持续时间为1~2个月。

2）在握球的基础上结合弹力带间歇性静脉压迫，但必须注意避免长时间阻断血流。

3）使用电子握力器进行锻炼可达到循序渐进提高锻炼强度的效果。

（2）6磅哑铃钟摆锻炼。患者在非透析日时，手握6磅哑铃。伸直手臂，以每分钟30次的钟摆方式进行锻炼。注意锻炼前先做好热身活动。每天共20分钟，分早、中、晚3个时间段完成。

（张咏梅）

与内瘘的亲切对话

Q：所有血管都能建立自体动静脉内瘘吗？

A：当然不是，只有直径足够手术、弹性好、分支少的血管才行。

Q：血管条件不达标怎么办？

A：如果血管条件不达标，可以在手术前进行针对性的手臂锻炼，包括手臂握力操，远红外线照射理疗等方法，可能有机会使血管达标——我们不是经常见到做体力活或者经常锻炼的人"青筋暴露"吗？

Q：血管评估达标就能手术了吗？

A：一旦决定了要做内瘘手术就必须注意保护肢体血管，不要在准备造瘘手臂测血压或进行静脉穿刺（抽血、输液）；注意监测和控制血压，避免血压过低。

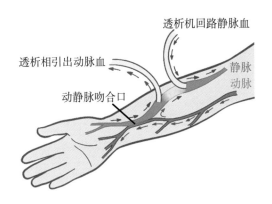

Q：为什么内瘘要提前做？

A：内瘘建立后并不能马上使用，因为它还比较稚嫩。内瘘需要6~10周的时间来成熟才能够负担穿刺。一般来说，建立内瘘 2~3 个月后使用最稳妥，部分患者建立 1 个月后也能使用，有个体差异。可在医生评估指导下使用。

Q：内瘘算是一个小手术吗？

A：内瘘手术在局部麻醉下进行，手术过程 1~2 小时。手术当天，伤口会有轻度疼痛、肿胀或少量渗血，可抬高手术侧手臂以促进静脉回流、减轻肿胀，如有较多出血，需要联系医生。

Q：怎么判断内瘘手术成功？

A：动静脉吻合后可在局部触及震颤，并能听见"沙沙"的血管杂音，这很重要，说明内瘘是通畅的。要学会触摸有无血管震颤或听诊有无血管杂音，并经常触摸内瘘，如震颤消失，应及时去医院就诊。

Q：术后还有什么要注意的吗？

A：保持伤口敷料清洁、干燥，防止发生感染。内瘘侧肢体尽量穿袖口宽松内衣，不要佩戴过紧饰物；睡觉时不要压迫内瘘侧肢体；内瘘侧肢体避免量血压、抽血，不可负重。

Q：内瘘建立了还要管它吗？

A：要！手术伤口在 10~14 天拆线，内瘘最好在手术 6~8 周以后再使用，这个时期称为内瘘成熟期。内瘘成熟是指在动脉血流的冲击下，内瘘静脉管壁扩张增厚。未成熟的静脉血管壁薄，术后早期穿刺容易引起损伤或皮下出血，影响以后的发育和成熟，并可能导致内瘘寿命缩短。内瘘成熟程度受多种因素影响，何时使用因人而异，需要有经验的护士做评估，并选择穿刺部位。

（张咏梅）

"深"入人心的静脉导管

血液透析是终末期肾病尿毒症患者主要的治疗方式之一，可靠的血管通路是维持血液透析的重要前提，动静脉内瘘则是当前最为理想的一种血管通路。但在临床上会面临两个问题：一是动静脉内瘘不能成功建立，需要植入带涤纶套管的半永久性双腔导管进行血液透析治疗，二是动静脉内瘘虽然成功建立，但是内瘘尚未成熟，在内瘘成熟期间我们需要借助临时深静脉双腔透析导管进行过渡期间的血液透析治疗。

由此可知，临时深静脉置管只能作为短时间内过渡的血液透析治疗的血管通路，而带涤纶套管的半永久导管才是那些血管条件不良的尿毒症患者赖以治疗的"生命线"。随着导管在静脉中留置的时间延长，会存在静脉血栓形成、导管堵塞、血流量不足、导管脱出、感染和患者生活不适等诸多问题，从而影响血液透析的效果。

因此，无论是半永久导管还是临时导管，患者自身的日常护理也尤为重要。

日常护理方法

（1）导管留置期间，需养成良好的卫生习惯。勤洗手、修剪指甲，切勿抓挠导管周围的皮肤及辅料，保持导管周围的清洁、干燥。临时性中心静脉导管留置期间禁止洗浴，半永久性中心静脉导管留置期间禁止泡澡。如需淋浴，应注意避免浸湿辅料，留置导管采取相应防水措施，避免细菌沿着导管口进入体内引起感染。

（2）每日监测体温，如发现体温升高（＞38.5℃）或者导管留置处皮肤出现红、肿、热、痛，应及时就医。

（3）临时性中心静脉导管留置时，需注意观察导管穿刺处有无渗血，一旦发生，先指压导管口局部30分钟，若无效或持续活动性出血，请及时就医。

（4）颈部留置导管的患者睡眠时尽量仰卧或采取对侧卧位，避免压迫导管从而造成导管物理性弯折，避免颈部过度活动，尽量穿着开衫，避免穿套头衫，以防拉扯导管引起导管滑脱。

（5）股静脉留置导管患者下肢弯曲度不能超过90°，避免下蹲、弯腰等动作，避免长时间端坐位，适宜半卧位体位，同时减少行走。穿着宽松的内衣裤和外裤，避免穿脱裤子时将导管拉出。一旦发生导管滑脱，请不要将导管回纳至原穿刺处，应立即压迫止血，及时就医。

（6）所有中心静脉置管一般只供透析专用，请注意勿作他用，如抽血，输液等。

（7）中心静脉置管需2~3天进行一次换药处理，请及时前往医院换药，切勿自行操作。

（杨振华，李倩玉）

"绝妙"的通路

血液透析是终末期肾病尿毒症患者主要治疗方式之一，自体动静脉内瘘是维持性血液透析患者的首选。但是对于动静脉内瘘血管枯竭，自身血管弹性差、短缺、闭塞的患者，或伴有动脉粥样硬化的高龄患者或血管纤细者而言，人工血管动静脉内瘘是再造生命线的最佳选择。人工血管具有透析流量高、感染率低、并发症少、使用寿命长等优点。那么应该如何保护好它呢？

1. 移植人工血管术前

（1）要做好移植侧手臂的保护，避免静脉穿刺。

（2）保证肢体侧皮肤清洁，切勿抓伤、碰伤，防止感染。

2. 移植人工血管术后

（1）24小时内切勿受压，穿着袖口宽松的衣物。

（2）术后2周内要保持术侧肢体皮肤干净，避免潮湿，以防伤口感染。

（3）手术2周以后，造瘘侧肢体可适当做握拳动作及肘关节屈曲动作，以促进血液流动，防止内瘘闭塞。

（4）手术侧肢体术后可能出现不同程度水肿，多发生在术后1~3天，一般在3~6周后才能自行消肿。

（5）保持手术创面的干燥、清洁，及时前往医院换药，如有异常及时就医。

3. 移植人工血管后的日常护理

（1）每天用手触摸内瘘侧吻合口3~4次，如扪及震颤说明通畅，或用听诊器听诊，可听到"轰隆隆"的血管杂音说明通畅。如果杂音或震颤消失，或者内瘘管处有触痛或疼痛，都需要及时就医。

（2）保持内瘘侧手臂的清洁，勤剪指甲，切勿用力抓挠内瘘侧肢体，以防皮肤破损造成感染。

（3）内瘘侧肢体不得受压，穿着衣袖宽松的衣物，不佩戴首饰及手表，不提重物，不测量血压，不进行静脉穿刺，不垫于枕后，不侧卧于身下。

（4）每次透析前需先用温水清洗手臂后再用肥皂清洗，保证内瘘侧肢体皮肤清洁。

（5）透析结束后，按压必须超过10分钟，按压期间不要查看，以防血液进入人工血管组织间隙。

（6）透析结束当日穿刺部位避免接触到水，并用无菌辅料覆盖4小时以上，以防感染。内瘘侧肢体穿刺无异常，48小时后可用喜辽妥涂抹按摩，按着血管的走向大圈涂抹直至药膏吸收。

（7）至少每3个月进行1次血管B超，了解人工血管的情况，及时干预处理。

由此说来，自我护理极为重要，希望每一位移植人造血管的血液透析患者都能长久地保护好内瘘的良好功能，获得良好的治疗和有质量的生活。

（杨振华，李倩玉）

血液透析有哪些并发症

血液透析作为肾脏替代治疗最常规、最成熟的治疗模式，可以使慢性肾功能衰竭患者的生存期明显延长，但它并不能完全替代肾脏功能，也不能完全解决因肾脏功能丧失而导致的毒素潴留和代谢紊乱，更不能替代肾脏的内分泌功能。因此，随着透析时间延长，毒素累积、代谢紊乱和内分泌失调的问题会越来越突出，出现近期和远期的并发症，影响着患者的生活质量和生存时间。

1. 近期并发症　可以理解为透析过程中或者透析后经常发生或出现的并发症，通常有以下几种。

（1）低血压：透析中低血压通常是指在血液透析治疗中，收缩压下降 ≥ 20 mmHg，或平均动脉压下降 ≥ 10 mmHg，并伴有临床症状的并发症；或者是透析过程中收缩压低于 90 mmHg。低血压发生时患者可以出现头昏、眩晕、烦躁、焦虑、面色苍白、打哈欠、恶心、呕吐、胸闷、心率增快、腹部不适及冷汗，严重者可有呼吸困难、黑矇、肌肉痉挛，甚至一过性意识丧失。低血压是血液透析中常见的急性并发症，发生率为 20%~30%，尤其好发于老年人、糖尿病患者或心血管疾病患者。

应对措施：①放平床头；②停止超滤；③输注生理盐水或推注高渗葡萄糖等，也可输注人血白蛋白；④密切观察血压变化，根据血压情况决定是否重启超滤；⑤透析中减少进食；⑥对反复低血压发作的患者，可以不引血直接连接上机透析，或采用序贯透析，或设置超滤曲线和钠浓度曲线，通过上述透析模式的调整预防透析中低血压的发生；⑦定期评估干体重；⑧适当延长透析时间，使超滤更平稳；⑨透析当日减少降压药服用的剂量或透析前适当服用盐酸米多君等药物。

（2）高血压：透析中高血压的定义目前尚无统一定论。如果透析后血压 > 130/80 mmHg，或者透析中收缩压或平均动脉压变化 ≥ 10~15 mmHg。临床表现为头痛、头晕、头胀及恶心、呕吐等。高血压可以是心脏器质性病变，也可能是透析患者水分摄入过多、透析不充分、超滤不足导致的。

应对措施：①对容量性高血压，酌情加快超滤以快速减轻患者循环负荷，使血压下降。但要注意防止坠床和内瘘滑针；②认真评估患者透析前血压和每次透析治疗中的血压情况，在此基础上进一步调整降压药的种类与服用时间；③设置超滤曲线和钠浓度曲线，调整透析模式；④定期评估干体重，指导患者透析间期控制体重增长在3%~5%；⑤透析后复测血压，待血压平稳后方可离开血液透析室。

（3）肌肉痉挛：肌肉痉挛是血液透析中较为常见的并发症之一，发生率为10%~15%，主要发生部位为腓肠肌、足部，其他部位包括上肢及腹部肌肉。产生的原因并不十分清楚，可能与透析时组织缺氧、低钠和循环血量相对不足有关。患者常表现为焦虑、肢体疼痛难忍，需要拉直双腿甚至站立才能缓解。

应对措施：①暂停超滤，减慢血流量，输入生理盐水100~200 ml或高渗糖水、高渗盐水；②定期评估干体重，指导患者透析间期控制体重增长在3%~5%，避免透析过程中超滤过快、过多；③适当提高透析液钠浓度，可减少或预防透析中肌肉痉挛的发生；④可适当提高透析液温度；⑤一旦发生肌肉痉挛，配合患者拉直痉挛侧肢体，压住膝盖，一手顶住脚掌部位并向足背方向用力，适时协助按摩痉挛部位。

（4）透析失衡综合征（DDS）：是指发生于透析中或透析后早期，以脑电图异常及出现全身和神经系统症状为特征的急性并发症。轻者可表现为头痛、恶心、呕吐、躁动、癫痫发作及反应迟钝；重者出现抽搐、意识障碍，甚至昏迷。多见于首次血液透析、透析前血肌酐和血尿素水平很高、快速清除毒素（如高效透析）等情况。

应对措施：①轻者仅需减慢血流速度，以减少溶质清除，缓解血浆渗透压和 pH 值过度变化。对伴肌肉痉挛者可同时输注高张盐水或高渗葡萄糖，必要时终止透析；②重者（出现抽搐、意识障碍和昏迷）应立即终止透析，并排除脑血管意外，同时根据医嘱输注甘露醇。透析失衡综合征引起的昏迷一般于24 小时好转；③首次透析患者应避免短时间内快速清除大量溶质。建议采用低效透析方法，包括减慢血流速度、缩短每次透析时间（每次透析时间控制在 2~3 小时）、应用面积小的透析器、血流方向与透析方向同向等；④维持性透析患者，采用钠浓度曲线透析液、序贯透析可降低失衡综合征的发生。同时需指导患者规律和充分地进行透析，增加透析频率、缩短每次透析时间等对预防透析失衡综合征有利。

（5）首次使用综合征：是指使用新的透析器时发生的临床综合征，它可以是严重的 A 型过敏反应（发生率低、透析开始 5~30 分钟出现、严重者出现心脏骤停甚至死亡），也可以是相对平和的 B 型过敏反应（较常见、透析 30~60 分钟出现，常表现为频繁打哈欠、胸痛、低血压及恶心、呕吐等）。

应对措施：① A 型应立即停止透析，丢弃体外循环的所有血液，组织抢救；②对 B 型透析患者应给予吸氧、减慢透析血流量、观察生命体征，待症状缓解后可以继续透析，不能耐受者下机后择时再透析；③规范透析预充流程，加大预充量，可以开放预充 3 000 ml，跨膜预充 500 ml。④选择不同膜材的透析器。

2. 远期并发症 是指在透析相当长一段时间后发生的并发症，起病缓慢，但病情重、危害更大，影响着血液透析患者的生活质量与生存时间，需加强防治。

（1）水、电解质、酸碱紊乱：尿毒症患者由于肾脏功能严重减退，不能通过尿液把体内产生的水、酸、钾等代谢性产物排出体外，常伴有体内水分过多、代谢性酸中毒和高钾血症等。

（2）心血管系统并发症：是透析患者的主要死因，包括透析间低血压、顽固性高血压、心律失常、左心室肥厚、冠心病及心力衰竭等。

（3）血液系统并发症：出凝血异常、贫血及血小板计数减少等。

（4）神经系统并发症：不安腿综合征、周围神经病变等。中枢病变表现为注意力障碍、淡漠、妄想、智力衰退，重者有语言和运动障碍，甚至痉挛、痴呆。

（5）骨病和甲状旁腺功能亢进：临床表现为骨痛、骨折、骨变形、关节肿痛和变形、肌张力下降、转移性钙化及肌腱断裂等。

（6）代谢异常和营养不良：维持性血液透析患者由于蛋白质合成障碍及氨基酸从透析液中丢失，常处于负氮平衡。患者还可能出现脂质代谢紊乱。

（7）透析相关淀粉样变（DRA）：淀粉样沉积主要发生于骨关节及其周围软组织，导致腕管综合征、慢性关节病，最近也有沉积胸膜的报道。

远期并发症重在预防：①尽早透析；②定期检查，根据检查结果及时调整透析时间、透析模式及用药，保证透析充分性；③做好患者管理，指导正确饮食及血管通路的自我维护，鼓励患者适当运动；④建立患者反馈的渠道，加强医、护、患沟通。

（费利燕）

"话题王"——透析充分性

"透析充分性"是肾内科医生、护士，维持性血液透析的患者及其家属永恒不变的话题。充分透析也是医疗护理质量孜孜不倦的追求。透析充分性更是对临床治疗效果和预后结局进行科学评价的重要指标。

1. 透析充分性的概念　充分透析分广义和狭义 2 种。

广义：患者通过透析治疗达到并维持较好的临床状态，包括血压和容量状态、营养、心功能、贫血、食欲、体力、电解质平衡、酸碱平衡及生活质量等。

狭义：透析治疗对小分子溶质的清除充分，常以尿素为代表，即尿素清除指数（K_t/V）及尿素下降率（URR）。

2. 血液透析充分性的测定方法

（1）尿素清除指数测定：这是目前临床上最常用的测定方法。①通过测定血液尿素（BUN）浓度变化来计算 K_t/V 和 URR。目前较为精准而且运用广泛的计算 K_t/V 的公式为：$K_t/V = -\ln(R - 0.008t) + (4 - 3.5R)UF/W$。URR 与 K_t/V 关系密切。URR 计算公式：$URR = 100 \times (1 - C_1/C_0)$。式中：$C_1$ 为透析后 BUN 浓度，C_0 为透析前 BUN 浓度。②通过测定透析液中尿素清除量计算 K_t/V。测定透析液尿素清除量有 2 种方法：一是收集透析液总量或部分透析液，测定尿素含量；二是利用紫外光谱检测透析液中的尿素清除量，这是在线监测常用的方法。

（2）β_2-微球蛋白（β_2-MG）下降率测定：β_2-MG 下降率反映中、大分子物质的清除效率。

3. 影响血液透析充分性的因素

（1）蛋白分解率：维持性血液透析患者的蛋白分解率和透析充分性指标 K_t/V 密切相关。当 K_t/V 升高，说明体内毒素被更好地清除，患者食欲得到改善，从而提高了机体的蛋白分解率，降低患者并发症，提高患者生活质量。

（2）残余肾功能：众所周知，残余肾功能不仅对透析患者多余水分的清除、保持循环容量的平衡起关键作用，对甲状旁腺激素、钙磷代谢、高血压、贫血及中大分子毒素的清除等也有积极的作用。

（3）血液透析时间与频率：美国国家肾脏基金会《KDOQI指南》推荐每周3次透析。目前，国内绝大部分血液透析中心也采用该指南的推荐，实施每周3次、每次4小时的透析方案。

（4）血液透析通路血流量是否充足与再循环问题：我国一项就不同血管通路对血液透析患者透析充分性及并发症的影响的研究表明，不管是何种血管通路（自体动静脉内瘘、移植物内瘘、中心静脉置管），只要泵血流量能达到 200 ml/min，在透析效果和透析充分性方面就没有显著差异了。

（5）透析器面积、生物相容性与凝血情况：透析器的生物相容性越好、膜面积越大、充分抗凝、透析器凝血0级，透析充分性更好。

（6）透析液流量：透析液流量常规为 500 ml/min，透析液流量增加，清除率也相应升高，高通量透析时将透析液流量增加至 800 ml/min，清除率可增加 10%。

（7）透析模式：根据需要清除毒素与物质的不同，选择最恰当的透析模式，才能更有针对性地清除毒物。例如，清除水、小分子毒素等选择血液透析；清除中、大分子毒素更适合采用血液透析滤过；农药中毒等可选择血液灌流；多发性骨髓瘤轻链清除可选择高截留透析等。

4. 血液透析充分性的护理干预

（1）充分预冲：治疗前用生理盐水冲洗透析器，不仅可以使透析膜充分湿化，减少透析器过敏反应及机体微炎症状态，也可以排出气泡，减少透析器凝血的发生，促进透析充分性。

（2）选择合适的血液透析器：根据患者的凝血情况、过敏情况、体重、心功能、清除毒素需求等选择合适的透析器。

（3）血液透析通路的维护：保持透析通路有效的血流量，可在透析过程中使用动脉压力监测，实时反映透析通路泵血流量情况。每月进行通路评估，每年进行通路血管超声检查，保证透析通路每次血流量均有效。

（4）预防血液透析中低血压与凝血的发生：对容易发生低血压的患者，可采取不引血直接连接、序贯透析、钠曲线调整等方法保障透析中血压平稳，减少透析间断和提前下机的可能性，保证透析充分性，透析过程中及时处理各种报警。这些都是保证透析过程中管路和透析器不凝血，保障透析充分性的环节。

（5）保护残余肾功能：对有残肾功能的患者，每次评估患者超滤量、预防透析过程中低血压的发生、告知患者伤肾的行为（熬夜、高强度的体力劳动、各种感染等）、避免使用肾毒性药物（头孢菌素、万古霉素、造影剂等）。

（6）规范护理操作：严格执行无菌操作，避免各种感染；做好环境和机器内外部的消毒、擦拭工作，杜绝交叉感染；各项操作按标准流程执行，减少透析过程中报警的发生。这些都是透析充分性的保障。

（7）患者宣教：通过患者教育提高患者与家属的依从性，杜绝高磷、高钾、高脂、低蛋白食物与含大量食品添加剂食物的摄入。鼓励患者动起来，增加肠道与皮肤的排毒，间接促进透析充分性。

（费利燕）

血液透析中为什么会发生低血压

血液透析中低血压（IDH）是指在血液透析治疗中，收缩压下降 ≥ 20 mmHg，或平均动脉压下降 ≥ 10 mmHg，并伴有临床症状的并发症。低血压是血液透析患者常见的并发症之一，发生率为 20％ ~30％。老年人、糖尿病患者和心血管疾病患者是高发人群。

1. 临床表现　典型症状有恶心、呕吐、脉搏加速、血压正常或稍有下降。患者主诉头晕眼花、出冷汗，继而出现面色苍白、呼吸困难、脉搏细速，严重的可出现昏厥、意识障碍。

早期可出现一些特殊症状，如打哈欠、腹痛、便意、腰背酸痛，应予以重视。及早处理可以有效防治低血压。

2. 血液透析过程中出现低血压的原因

（1）患者自身因素是引起血液透析中低血压的主要因素，分为生理性和病理性 2 种。

1）生理性因素。

A. 有效血容量减少：超滤量设定过高，导致透析后体重低于干体重，就会出现低血压。另外，透析间期增加的水分并不完全都在血管内，有一部分分布在血管外。治疗中随着超滤脱水，患者血管内的水分逐渐减少，血液浓缩，血浆蛋白浓度增加，毛细血管外的液体移向毛细血管内，这个过程称为毛细血管再充盈。如果超滤率大于毛细血管再充盈率，血管外的水分来不及回到血管内，导致有效血容量不足，则会产生低血压。所以，即使超滤量设定准确，如果患者体重增长过多，单位时间内脱水速度过快也会导致低血压发生。

B. 血浆渗透压下降：在透析中由于清除尿素、肌酐等溶质，血浆渗透压迅速下降，并与血管外液形成一个渗透压梯度，驱使水分移向组织间或细胞内，继而导致有效血容量减少、血压下降。

2）病理性因素。

A. 心脏疾病，如心包炎、心肌梗死、心律失常、心力衰竭等。

B. 代谢性和系统性疾病，如贫血、低蛋白血症、糖尿病、交感神经病变及低氧血症等。

C. 降压药物相关，如患者透析前服用大剂量长效降压药，或者透析过程中服用大剂量或短效降压药，均可能导致透析治疗中出现低血压。

（2）透析机器设置。

1）透析液中钠浓度过低、透析液温度过高。

2）透析器膜的生物相容性差，发生过敏。

（3）其他：换季时增减衣物导致的干体重估算错误。

（费佩佩）

血液透析患者血压升高的主要原因及危害

据报道，全球范围内有 70% ～ 90% 的维持性血液透析患者伴有高血压，这可能会增加患者心血管疾病的发生率和病死率。血液透析患者为何会发生高血压呢？

1. 容量负荷增加　由于尿毒症患者肾脏对水的排泄功能部分或完全丧失，致使水分在体内潴留，导致容量负荷增加和外周血管阻力增高，从而导致血压升高。研究表明，透析间期体重每增加 1%，透析前收缩压增加 1 mmHg。

2. 肾素 - 血管紧张素 - 醛固酮系统激活　肾脏疾病常伴有肾素 - 血管紧张素 - 醛固酮系统激活，其在血液中的水平增高后可能刺激血管收缩，引起水钠潴留，进而导致血压升高。

3. 交感神经系统活化　慢性肾衰竭患者常有自主神经系统功能异常。肾脏局部缺血激活了肾脏传入神经，导致促血管收缩因子分泌增加，进而诱发血压升高。

4. 血管内皮细胞功能障碍　血管内皮细胞可分泌一氧化氮、内皮素等血管活性物质。一氧化氮作用于血管平滑肌使血管舒张。内皮素 1（ET-1）是缩血管物质，可引起血管收缩和血管纤维化，故血管内皮细胞在调节血管舒张及全身血管抵抗中具有重要作用。ET-1 同样能导致血压升高，研究表明，轻度高血压（MHD）患者的 ET-1 水平较正常血压者高。

5. 促红细胞生成素（EPO）的使用　MHD 患者大多患有肾性贫血，需注射重组人促红细胞生成素以提高血红蛋白水平，减轻贫血症状。EPO 在改善贫血的同时可能会引起血管收缩、血浆黏稠度增加、外周血管抵抗及血管内皮细胞功能紊乱等，这些因素均可导致血压升高。

6. 继发性甲状旁腺功能亢进　继发性甲状旁腺功能亢进是导致血液透析患者血压升高的又一原因。血液透析患者常并发甲状旁腺功能亢进，甲状旁腺激素（PTH）分泌增加，增多的 PTH 引起细胞内钙离子水平升高，血管平滑肌收缩，导致血压升高。

7. 血液透析对药物的清除作用　血液净化会从药物清除途径、药物分布容积、蛋白结合率等方面影响药动学，透析膜 / 滤膜的性质和药物的分子量及电荷也会影响血液透析对药物的清除。血液透析患者在服用降压药控制血压的过程中，降压药是否会被血液透析清除也是选择降压药时需要考虑的因素之一。

透析患者血压升高可能会对多种器官造成一定的影响，致病、致残和致死率比较高。如果不及时对症治疗，有可能会引起更严重的并发症，危及生命。

（王　靖）

血液透析间期如何纠正高血压

预防和纠正血液透析患者治疗间期的高血压，主要有以下 5 个方面。

1. 充分透析和超滤　充分透析可以清除体内的毒素和过多的水分，这是维持患者内环境稳定和血压平稳的关键，每 2~4 周对患者的干体重进行重新评估，观察患者干体重的同时要注意每次透析时呕吐、食欲、皮下水肿及其他身体情况，同时参考血压值进行评估。

2. 饮食　透析高血压患者应严格限制水、钠摄入，尤其是无尿患者，必须严格控制饮水量，两次透析治疗间期的体重增加应控制在干体重的3%~5%，每日钠的摄入量以2g为宜。

3. 正确、合理用药　正确、合理用药，对控制血压有重要意义。血液透析患者大多为门诊患者，服药的依从性主要靠自觉，降压药物的选择和用法需要在医生指导下进行个体化的制订。

4. 改变透析模式　对高血压患者可采用高温、低钠透析（HD）或采用血液滤过（HF）、血液透析滤过（HDF）等方式。血液控制不佳的患者，可以在常规HD治疗的基础上联合HF或HDF治疗。HD是通过弥散机制清除小分子物质，HF和HDF则可通过对流机制，有效清除收缩血管的中分子和大分子毒素，有利于透析患者高血压的控制。

5. 心理护理　透析患者的情绪与血压密切相关，要鼓励患者消除消极情绪，促进患者的角色转化。

（王　靖）

血液透析治疗过程中进食的注意事项

从血液透析安全和透析效果来说，透析过程中能不能吃东西，吃哪些东西不会影响透析效果，以下几点需要特别注意。

1. 血液透析治疗过程中进食的不利之处

（1）血液透析过程中进食容易造成低血压：患者在血液透析治疗过程中如果出现进食后的低血压，主要与血液从大血管重新分配到内脏血管有关。进食后一方面胃肠道迷走神经兴奋，分泌大量消化液，腹腔脏器血管扩张；另一方面循环中的血液于消化系统中再分布，导致有效血容量不足，进而出现透析低血压，尤其是基础血压偏低或合并心脑血管等基础疾病的患者，进食后更容易发生低血压。

（2）进食后脱水不准确：每次透析需要的脱水量等于透析前体重减去干体重再加上回血的200 ml，但如果进食、饮水，就要估计重量，并增加相应的脱水量。一旦患者在透析过程中由于血压、胃肠道症状等原因无法按照预计进食，就容易引起脱水过多。

（3）进食后肠胃不适影响透析效果：如患者进食过量，或进食过凉、油腻食物、加工食品，常导致肠胃不适，甚至引发呕吐或腹泻，影响透析治疗正常进行，进而影响治疗效果。

（4）透析中吃进的食物并不能再透析出去：有些患者认为透析中吃的食物会随透析而排出体外，这是不可能的。因为除了水、酒精以外，食物的消化吸收需要几个小时的时间。

（5）透析中间进食会增加蛋白质的丢失，使营养物质流失得更多。

2. 血液透析治疗过程中进食的注意事项　既然透析中进食有诸多不利之处，是不是每个患者在透析治疗过程中都要不吃不喝呢？答案是否定的，应当根据每位患者的情况来定。

（1）透析前那顿饭一定要吃好、吃饱：透析前那顿饭很重要，多吃一些优质蛋白和高热量食物，可以在一定程度上补充透析丢失的蛋白质和热量，还有利于保持血压稳定。

（2）透析过程中可少量喝水，低血糖者可以吃一些提高血糖的食物，如面包、饼干等淀粉类食物；如果感到饥饿或者有出汗症状，可以根据情况吃些糖果。

（3）鼓励患者选择食物时遵循以下原则：①适合透析时摄入的食品，如高蛋白低磷食物（磷蛋白比例 <15 mg/g）；②不会增加窒息的风险；③不增加口渴感；④无须冷藏储存；⑤可单手进食；⑥无强烈气味。

3. 如何预防血液透析时出现低血压　血液透析中低血压的防治主要有以下几个方面。

（1）维持有效血容量的稳定：避免过高超滤，注意控制透析间期水及盐的摄入。另外需要避免人为失误造成的体重称量数值报错，医患双方均需仔细核实患者透析前的体重。

（2）防止血管不适当扩张：低温透析，可以通过增加外周血管阻力减少一氧化氮的合成，从而稳定血压。避免在血液透析开始之前或在血液透析过程中大量进食。对于自主神经病变患者，多存在交感神经反应功能缺陷，应用选择性 α‑肾上腺素能受体激动剂，盐酸米多君治疗交感神经性低血压，能取得很好的疗效。对于易发生低血压患者，在透析前可以适当减量或停服当日的降压药物。

（3）稳定心输出量：对于原发型或者合并心脏器质性病变患者，给予积极治疗，改善心脏储备和功能，注意纠正电解质失衡，谨慎应用对心脏有不良影响的药物。

（4）合理摄入食物，避免透析中大量进食。

（5）坚持每天适当锻炼，提高心肺功能。

（费佩佩）

血液透析检验结果应如何解读

维持性血液透析患者，需要定期进行化验检查，有些患者会觉得没必要做那么多检查，但是病情是变化的，应根据定期的化验结果及时调整治疗、用药、饮食等方案，定期检测相关指标，可为临床尽早发现及采取措施提供依据，及时纠正患者不良状况。因此对血液透析常用化验结果的解读具有重要临床意义。

1. 电解质

（1）血钠。正常值：135~145 mmol/L。

临床意义：①高钠血症。血液透析患者中发生率为3%~5%，常发生在患者脱水或渗透性利尿时。临床表现包括头痛、口渴、恶心、呕吐、眩晕及低血压，甚至昏迷、死亡。②低钠血症。常见于接受大量低钠补液或肠外营养的急诊血液透析患者。大量水分由透析液进入血中及细胞内，造成血液稀释，血浆渗透压急剧下降，引起溶血、高钾血症、脑水肿等低钠血症表现。

（2）血钾。正常值：3.5~5.0 mmol/L。

临床意义：①高钾血症（ > 5.0 mmol/L）。透析患者高钾血症的主要原因是肾脏对钾的排泄减少，同时也受饮食、体内分布和药物等因素影响。临床表现为心律失常和心肌收缩受抑制，四肢及口周感觉麻木，极度疲乏、肌肉酸痛和肢体苍白、湿冷，中枢系统表现为烦躁不安或神志不清。②低钾血症（ < 3.5 mmol/L）。由于常规血液透析治疗的透析液中不含钾，患者在血液透析治疗结束时往往有一过性的低钾血症。轻度的低钾血症无须处理，严重低钾血症患者需在医生指导下补充钾

盐，并排除其他导致低钾血症的疾病。

2. 贫血 尿毒症患者常合并肾性贫血，贫血纠正的目标为血红蛋白（Hb）值达到 110~120 g/L。为避免 Hb 跌至 90 g/L 以下，建议 Hb 在 90~100 g/L 时开始使用促红细胞生成素治疗。尽量避免 Hb 超过 130 g/L。如果出现短时间 Hb 明显下降，就要找找原因，比如是否存在慢性失血和消化道出血等情况。

（1）血清铁蛋白：血清铁蛋白最常用于评价铁储存状态，血清铁蛋白 ≤ 30 μg/L（≤ 30 ng/ml）提示重度铁缺乏，且高度提示骨髓铁储备匮乏。

（2）血清转铁蛋白饱和度（TSAT）：TSAT 是血清铁与转铁蛋白结合能力的比值，也反映铁的可利用度。血液透析患者至少每 3 个月评估一次铁的状态（TSAT 和铁蛋白）。治疗目标：血清铁蛋白 > 500 μg/L，且 TSAT > 30%。

（3）血清 C 反应蛋白：临床上，一般 0~8 mg/L 为正常评估炎症情况。

（4）血清叶酸水平：血清叶酸参考值为 5~20 ng/ml（叶酸测定有很强的方法依赖性，各实验室应根据使用的方法，建立自己的参考值）。

（5）血清维生素 B_{12}：200~900 pg/ml。

叶酸和维生素 B_{12} 缺乏是可治疗性贫血的重要病因之一，通常表现为大细胞性贫血。有限的数据表明，在 ≤ 10% 的血液透析患者中存在维生素 B_{12} 和叶酸缺乏。

3. 慢性肾脏病矿物质骨代谢紊乱（CKD-MBD）

（1）血钙：血液透析前校正血钙为 2.10~2.50 mmol/L。

（2）血磷：血液透析前血磷为 1.13~1.78 mmoL／L。①血磷 < 1.13 mmol/L 的患者，应改善营养，调整饮食结构；②血磷 > 1.78 mmol/L 的患者，防治皮肤瘙痒、心血管事件及钙化等。

（3）甲状旁腺激素（PTH）：《KDOQI 指南》将 PTH 目标水平确定为 150~300 ng/L。

血清钙、磷及甲状旁腺素水平是目前反映透析患者慢性肾脏病矿物质骨代谢紊乱的核心指标，严重影响患者长期预后与生活质量。维持性血液透析患者的钙、磷代谢紊乱是常见的并发症，同时合并甲状旁腺功能亢进症、血管钙化及肾性骨病等损害。高磷血症与低钙血症均会引起继发性甲状旁腺功能亢进症。

4. 营养状况生化指标

（1）血清白蛋白和总蛋白：参考值为白蛋白 35~55 g/L，总蛋白 60~80 g/L。

透析患者推荐血清白蛋白 Alb ≥ 35 g/L；建议有条件者血清白蛋白 Alb ≥ 40 g/L。血清 Alb 水平是反映患者营养水平与状态的常用指标。

（2）血清前白蛋白（PA）：PA 作为营养摄入的评价指标具有重要价值。PA 与 C 反应蛋白呈负相关性提示炎症反应对营养不良起着重要的作用。

5. 肾功能指标

（1）血肌酐：正常值为男性 54~106 μmol/L，女性 44~97 μmol/L。

（2）尿素氮：正常值为 2.86~7.14 mmol/L。

不同的检验机器有不同的标准（表5-1），若血液透析患者透析前血清肌酐和尿素氮水平均明显增高，每次血液透析后两者下降幅度 >70%，结合其他指标提示患者营养良好。如果单次血液透析后尿素与肌酐水平下降幅度 < 50%，则提示患者透析不充分。如果血液透析前血肌酐和尿素氮水平均较低，则提示患者可能存在营养不良，多与血液透析不充分有关。

（3）尿酸：参考值为男性 120~420 μmol/L ；女性 90~360 μmol/L。

国际上对于高尿酸血症的诊断标准为：在正常嘌呤饮食状态下，非同日2次空腹血尿酸水平男性或绝经女性 >420 μmol/L，非绝经女性 >360 μmol/L，即可诊断为高尿酸血症。建议对有痛风发作的患者，将血尿酸长期控制在 300 μmol/L 以下，以防止反复发作。

（4）β_2- 微球蛋白（β_2-MG）：可直接反映透析患者的透析充分性，β_2- 微球蛋白水平越高，表明患者透析充分性越差。

表 5-1　血液透析患者医疗质量管理指标及检测频率

过程指标	检测频率
乙肝、丙肝、梅毒和人类免疫缺陷病毒感染标志物	（1）新导入或新转入患者即时检测； （2）长期透析患者每6个月1次； （3）阳性转阴性患者前6个月每月1次，后6个月每3个月1次； （4）新发患者的密切接触者即时检测
血常规	每3个月1次
血液生化：肝、肾功能，电解质，血脂等	每3个月1次

（续表）

过程指标	检测频率
血清铁蛋白	每 6 个月 1 次
甲状旁腺激素	每 6 个月 1 次
血清前白蛋白	每 6 个月 1 次
C 反应蛋白	每 6 个月 1 次
β_2 – 微球蛋白	每 6 个月 1 次

（刘玲玲）

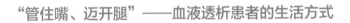

三、血液透析患者生活注意事项

"管住嘴、迈开腿"——血液透析患者的生活方式

时下人们常谈养生之道，都知道"管住嘴、迈开腿"是比较好的健康养生方法，尤其是对于肥胖、高血压及糖尿病患者，做到"管住嘴、迈开腿"有时比吃药还管用，或在吃药的基础上做到这一点疗效会更好。

1. 管住嘴　透析患者要限盐、控水，低磷、低钾饮食，血红蛋白、血清白蛋白水平要达到一定标准，PTH 要 < 300 ng/L 等，要达到以上要求实在很难，如何才能回归正常生活呢？首先，要知道什么能吃，什么时候少吃，什么东西不吃。只有在吃上掌握了技巧，才能吃出滋味，吃出幸福。

（1）自己做着吃：自己动手，丰衣足食。少油、少盐、不放调料，想吃鱼就吃鱼，想吃肉就吃肉，自己做饭也能找到很多乐趣，增加存在感和自信心。

（2）少在饭店吃：饭店厨师做的饭菜，口味重、油多、调料多，经常在外面吃，做不到限盐、限油和低钾。

（3）看着化验单吃：每当化验单出来后，钾低可以稍微吃点水果，磷低可以吃点鱼、虾、牛羊肉等，但任何食物都要控制总量摄入，不能贪吃。反之，要严格限制高钾、高磷食物的摄入，以每月化验钾、磷高低作为参考依据，做到心中有数。

（4）根据运动量大小吃。

（5）按时、按需吃药：俗话说"吃饭八成饱，留下两成来吃药"。吃药不能嫌麻烦，想吃就吃，不想吃就不吃，或者忘记吃，都会带来严重后果。

（6）学习着吃：通过学习，了解各种食物的营养物质含量，根据自身的状态和实验室检查结果科学地吃。

（7）喝水要小口喝，不要在口渴时喝很多。饮料尽量少喝，最好不喝，饮料中添加剂很多，多由各种化学制剂勾兑而成，只是口感好，既不健康，也不解渴。不提倡血液透析患者饮酒。

2. 迈开腿　血液透析患者存在动脉粥样硬化、肌肉萎缩、食欲不佳和骨质疏松等诸多并发症。因此，透析者要经常锻炼，走出家门尤为重要。选择适合自己的运动方式，掌握"十二字"原则，即"量力而行、循序渐进、持之以恒"。运动方式主要包括3种，即有氧运动、抗阻运动及灵活性运动。

透析患者还应当培养爱好，发掘潜能。比如养花，看着自己精心养育的花草竞相开放，心情大好，乐在其中；制作低钾、低磷小点心，吃在嘴里，甜在心里；每天练字，自我欣赏；时常唱歌、跳舞，自我陶醉；走进公园、融入自然，拍下美好瞬间，回味无穷。

合理地吃，节制着喝，适当地玩，自我快乐可以使透析、生活不再无趣，可以让人忘记疾病，身体更加适应透析治疗。正常生活将会使患者的生活充满希望，让明天更加美好！

（黄家懿）

吃的学问——血液透析患者的饮食

1. 水分控制

（1）没有残余尿的维持性血液透析患者，透析间期的体重控制增长最理想的状态是干体重的 3%~5%。

（2）有残余尿量的维持性血液透析患者，每天的总饮水量是 24 小时尿量 +500 ml。

（3）水分的摄入包括水、汤、粥、饮料等一切液体摄入。

（4）适应吃干食，减少汤汤水水的摄入。

（5）不饮浓茶，使用带刻度的杯子，有计划、定量地喝水。

（6）夏季口渴难耐时，可口含小冰块，缓解渴意。

2. 科学补充营养物质

（1）维持性血液透析患者要严格控制 3 种最重要的电解质摄入，即钾、钠、磷。

（2）摄入适量的蛋白质：每日 1~1.2 g/kg，尽量选择优质蛋白，如鸡蛋、瘦肉等。

（3）减少油脂的摄入，烹饪多选用清蒸、水煮、清炖、卤、凉拌等方法。多选用豆油、橄榄油及其他植物油，避免用动物油、椰子油等进行烹饪。

（4）食用新鲜蔬菜，尽量少食或不食用腌制和晒干的蔬菜。

（5）所有的菜和肉洗净后，可以切开用清水浸泡或开水汆烫后再加工成菜，减少钾的含量。菌菇类菜肴含钾量高，不宜食用。

（6）由于菜品煮熟后，大部分钾和磷都在汤里，因此请勿食或少食羹汤。

（7）香蕉、橘子、樱桃等含钾量高的水果每日限量食用，切勿过量。

（8）少食或不食用加工食品和罐头食品等，学会阅读食品成分表，减少磷的摄入。

（杨振华，李倩玉）

血液透析患者如何摄入充足的热量

血液透析患者的饮食须保证充足的热量供给，否则机体为了补充热量的消耗就会燃烧自身蛋白质，使血中含氮物质增多，产生负氮平衡，同时蛋白质燃烧时细胞破坏还会造成高钾血症。热量换算较为困难、麻烦，但可以根据食物的质量来计算三大营养物质的摄入量，同时还需对患者的营养状态进行评估。

1. 营养评估 采用多种方法定期监测患者营养状况并综合分析，包括：①人体测量，如体重、体质指数、肱三头肌皮褶厚度、上臂肌围及握力等；②人体成分分析；③常用生化指标，包括血清总蛋白、白蛋白、前白蛋白及总胆固醇等；④膳食调查，比如3日饮食回顾；⑤综合评估法，如主观全面评估法（subjective global assessment，SGA）等进行综合评估。

2. 能量摄入　能量是维持生命活动的基础。维持性血液透析（MHD）患者需要摄入满足自身需要的能量。能量是人体三大营养素（蛋白质、脂肪和碳水化合物）在体内代谢过程中产生的。透析患者推荐摄入三大营养素占能量的比重，碳水化合物50%~60%，脂肪25%~35%，蛋白质15%~25%。

一般而言，一个人一天的食物量是根据能量需要计算出来的。能量的需要量与年龄、性别、生理状态、体重及活动量有关。

标准体重计算方法：（男性）标准体重（kg）＝身高（cm）－100×0.9；（女性）标准体重（kg）＝身高（cm）－100×0.9－2.5。当体重下降或出现其他营养不良表现时，还应增加能量供给。对于维持性血液透析患者，能量摄入需维持在146kJ（35 kcal）/（kg·d）（年龄≤60岁）或126~146kJ（30~35 kcal）/（kg·d）（年龄＞60岁）。再根据患者的身高、体重、性别、年龄、活动量、饮食史、合并疾病及应激状况进行调整。

维持性血液透析患者，蛋白质摄入推荐量为1.0~1.2 g/（kg·d），当合并高分解代谢急性疾病时，蛋白质摄入量可增加到1.2~1.3 g/（kg·d），其中至少50%来自优质蛋白质。可同时补充复方α－酮酸制剂0.075~0.12 g/（kg·d）。再根据患者的体重、年龄、饮食史及合并疾病状况进行调整。

范例

一位透析患者，女性，从事轻体力劳动，身体无水肿，40岁，身高160 cm，体重56 kg。

第1步：计算标准体重。(160 - 100)×0.9-2.5 = 51.5（kg），实际体重56 kg，BMI = 20.3 kg/m²，判断为正常。

第2步：计算每日所需总能量。每日应摄入能量标准为146 kJ（35 kcal）/kg，全天所需总能量约7 547 kJ（1 802.5 kcal）。

第3步：计算每日蛋白质的摄入量。每日蛋白质推荐摄入1.0~1.2 g/kg，要求50%~70%来自优质蛋白质。每日应摄入蛋白质标准为51.5~61.8 g。

该患者一日三餐的饮食安排如表5-2所示。

表5-2　范例中患者一日三餐的安排

早餐	午餐	晚餐	总热量
全脂纯牛奶200 ml 130 kcal	米饭125 g 432 kcal	龙须面（素）100 g 359 kcal	1 846 kcal
一只鸡蛋50 g 69 kcal	猪瘦肉100 g 143 kcal	西兰花100 g 27 kcal	
花卷100 g 214 kcal	北豆腐50 g 58 kcal	牛肩肉100 g 342 kcal	
半个苹果100 g 53 kcal	西葫芦100 g 19 kcal		

注：1 kcal=4.18 kJ。

合理补充能量的前提是准确评估患者的营养状况，不能盲目套用指南，应个体化指导饮食，合理搭配，保持能量和营养的平衡。人体能量代谢的最佳状态是能量摄入与能量消耗平衡，能量摄入过多或过少都是不利于健康的（表5-3、5-4）。

表5-3 不同能量需求水平的平衡膳食模式所提供的能量及来源构成比

能量需求水平（kcal）	营养素来源占总能量比例（%）			优质蛋白所占比例（%）
	碳水化合物	蛋白质	脂肪	
1 600	54	15	31	56
1 800	54	15	31	55
2 000	55	15	30	52
2 200	54	16	30	57
2 400	55	15	30	55
2 600	57	15	28	53
2 800	57	15	28	52
3 000	56	15	28	54

表5-4 常见食物的标准分量

食物类别	g/份	能量（kcal）
谷类	50~60	160~180
薯类	80~100	80~90
蔬菜类	100	15~35
水果类	100	40~55
畜禽瘦肉	40~50	65~80
畜禽肥瘦肉	20~25	65~80
鱼类	40~50	50~60
虾贝类	40~50	35~50

（续表）

食物类别	g/份	能量（kcal）
蛋类	40~50	65~80
大豆类	20~25	65~80
坚果类	10	40~55
全脂奶	200~250 ml	110
脱脂奶	200~250 ml	55
水	200~250 ml	0

（刘玲玲）

血液透析患者如何成为生活中的调味高手

血液透析患者深知饮食中合理使用调味品是非常重要的，但如何兼顾科学调味和增加患者食欲却并非易事，这里就谈谈关键的调味品——"盐"。食盐的主要成分是氯化钠，其中的钠是人体不可缺少的一种化学元素，钠可以调节体内水分，增强神经、肌肉的兴奋性，维持酸碱平衡和血压的正常值。适量的食盐可以使患者事半功倍。

1. 高盐饮食的危害有哪些　高血压流行病学调查证实，人群的血压水平和高血脂的患病率均与食盐的摄入量密切相关，长期高血压会导致心脑血管疾病。此外，过量的食盐摄入也会增加肾脏的负担，导致肾脏病发病率增高。对于肾脏病患者，食盐过多会导致肾衰竭加速进展，可能导致更快速地进入尿毒症期。

2. 每天摄入多少盐才合适　透析患者往往会有高血压、水肿、心力衰竭等。过多摄入钠会导致口渴明显，而饮水过多会使血液容量负荷增加。那么透析患者具体能吃多少盐呢？世界卫生组织和2016年《中国居民饮食指南》均建议成人每日摄入食盐不应超过3 g，大约是平平的一个啤酒瓶盖（去掉胶垫）装的那么多。《KDOQI指南》建议：透析患者每日钠摄入量宜控制在2~3 g，严重高血压水肿透析患者钠摄入量限制在2 g以内。

3. 已经吃得很淡了，为什么还是超标　我们常见患者抱怨：我已经吃得很淡了，怎么还是盐超标？控盐的确是件难事，因为盐无处不在，稍微不留神就会超标。

真正危害健康的是食盐中的钠离子。控制食盐摄入其实就是要控制钠离子的摄入。传统饮食中钠离子的主要来源就是食盐、酱油。然而随着食品工业的发展，各种调味品、添加剂都有较高含量的钠离子。钠离子的常见膳食来源包括食盐、酱油、盐渍、腌制肉、烟熏食品、酱咸菜类及咸味零食。

我们应该养成经常查看食物营养成分表的习惯，记住400 mg钠大约相当于1 g食盐。例如，吃10块小苏打饼干（32 g），成分表显示含钠270 mg，即约0.68 g盐已进入体内了；吃1个蛋糕，蛋糕是甜的，大家认为没有盐分吧？其实不是的，我们看得到成分表，100 g蛋糕显示含钠约为67.8 mg。这些都是日常的"隐性盐"。所以，当日摄入的所有盐都得算上，才能计算出每日的食盐摄入量是否超标。

4. 限盐饮食的小技巧

（1）多吃新鲜食物，少吃加工食物。新鲜食物味道鲜美，即使少盐也不会觉得难吃。另外，选择葱、姜、蒜等新鲜配料进行调味。

（2）一些菜自带盐，炒时可以少放或者不放盐，如芹菜，即便不放盐，吃起来也是咸的。

（3）调味品也含盐：1 g 盐 =3.3 g 味精 =5 ml 酱油 =10 g 鸡蛋 =1 小块酱豆腐 =7 g 干酱。如果放了这些调味品，盐就要少放。

（4）拒绝所有腌制食品、酱菜和含盐的小吃，注意食物标签上的含钠量。

（5）将少量盐撒在食物表面而不将盐烹制于食品中。

（6）食用罐头食品时应先沥掉盐水，再用清水浸泡，清洗几次除掉盐分后再烹煮。

（7）避免使用低钠盐，低钠盐口感和普通的食盐一样，原因是使用氯化钾来代替氯化钠，低钠盐虽然减少了钠的摄入，却增加了钾的摄入，会导致高钾血症。因此，慢性肾脏病患者不要选择低钠盐。

（8）尽量利用食物本身的味道烹饪，如清蒸、生食。

（9）可适当采用酸味、甜味等调味品替代咸味。

（10）尽量减少外出就餐，自己在家中烹饪能更好地进行饮食管理。

（杨国彬）

血液透析肾友，蛋白质该怎么吃

1. 血液透析患者需优质蛋白饮食　每次血液透析治疗中，随透析液会丢失部分蛋白质（1~3 g），应当增加蛋白质摄入，维持氮平衡，避免营养不良。

2. 优质蛋白的来源 有8种必需氨基酸无法在人体内合成，必须由食物供给，而食物中蛋白质有2类，一类是高生物价蛋白质（优质蛋白质），能提供最完全和比例适当的必需氨基酸，合成人体蛋白质的效率高，产生代谢物少，如蛋清、牛奶、牛肉、家禽、鱼及大豆制品等。另一类是低生物价蛋白质（非优质蛋白质），含必需氨基酸少，如粳米、面、水果、豆类、蔬菜中的植物蛋白质。血液透析患者选择蛋白质类食物时，要求50%以上为含必需氨基酸多的高生物价蛋白质（优质蛋白质）。

3. 摄入充足优质蛋白质

（1）摄入量足：至少50%为优质蛋白。

示例1

每周透析2次：$1.2\,g/(kg \cdot d)$。

60 kg体重的血液透析患者，每天应摄入：

总蛋白质：$60 \times 1.2 = 72\,g$。

优质蛋白：$72 \times 50\% = 36\,g$。

示例2

每周透析3次：$1.5\,g/(kg \cdot d)$。

60 kg体重血液透析患者，每天应摄入：

总蛋白质：$60 \times 1.5 = 90\,g$。

优质蛋白：$90 \times 50\% = 45\,g$。

（2）摄入质优："好"蛋白（动物蛋白为主）含必需氨基酸多，代谢废物少。

4. 常见食物中的蛋白质含量 以 100 g（2 两）为例（表 5-5）：

表 5-5 常见食物中的蛋白质含量

食物	牛奶（200 ml）	鸡蛋（只）	草鱼	虾	猪肉（瘦）	鸡肉	牛肉（瘦）
含量（g）	6	12.8	16.6	17.4	20.3	19.3	20.2

简单计算食物蛋白含量的方法，例如：一日三餐 91 g 蛋白质。

早餐：1 杯牛奶，1 只鸡蛋（18 g 蛋白），2 个包子等其他主食（5 g 蛋白）。

午餐：2 两白面（10 g 蛋白），2 两鱼虾（20 g 蛋白），250 g 蔬菜（5 g 蛋白）。

晚餐：2 两粳米（8 g 蛋白），2 两瘦肉（20 g 蛋白），250 g 蔬菜（5 g 蛋白）。

5. 蛋白摄入小技巧

（1）饭量不够，吃不饱怎么办？可以补充低蛋白淀粉，如麦淀粉、玉米淀粉、土豆淀粉及红薯淀粉等。不可以米饭、馒头吃到饱足。

（2）素食者如何补充蛋白质？素食者可根据血中钙、磷、钾的水平，适当食用豆类、豆制品及菌菇类。因豆类制品、菌菇类含有丰富的蛋白质，可部分满足血液透析患者的营养需求。

（3）肉该怎么吃？肉分为两大类：红肉与白肉。红肉中饱和脂肪酸含量高，主要用来提供能量，摄入过多会增加肥胖和患心血管疾病的风险。白肉的含磷量更少，长期吃白肉的患者要比长期吃红肉的患者高磷血症发生率低，吃白肉要注意补铁。尽量不用或者少用调味品，因为调味品磷吸收率＞90％。推荐用煮的烹调方法。

（4）豆制品是否可以吃？回答是可以。豆制品在加工的过程中，通过温度及制作工艺已经将磷含量降低了。比如，豆腐、千张（干豆腐）等非油炸的是不错的选择，但如果是油豆腐（油泡）、豆腐干、臭豆腐、豆腐乳等则不建议过多食用。另外，直接吃豆子，比如八宝粥、红豆绿豆粥等，虽然是加工过的，但是这种加工并没有破坏豆子原本的结构，依然是不建议多吃的。

（5）选择磷蛋白比值低的优质蛋白。但凡含蛋白质高的食物，磷的含量都较高，所以要充分认识生活中各类食物的磷蛋白比值，有计划地安排饮食，比较常见的低磷蛋白比值食物包括蛋清、牛肉、鸡肉、龙虾等；比值高的食物，如蛋黄、快餐、花生、腰果、葵花籽、饼干等。尽量食用低比值的食物，可以在保证蛋白质摄入的同时，减少高磷血症的发生。

（徐　巍）

血液透析患者如何控制脂肪和胆固醇的摄入

长期血液透析常伴有脂肪代谢紊乱，应限制脂肪和胆固醇的摄入，防止加重高脂血症及动脉硬化，减少心脑血管并发症。

1. 高血脂、高胆固醇的危害　慢性肾脏疾病患者早期即可发生脂蛋白代谢紊乱，产成各种类型的血脂异常。血脂异常的主要类型是血液甘油三酯、总胆固醇和低密度脂蛋白胆固醇增高，而高密度脂蛋白胆固醇降低。高胆固醇和高甘油三酯血症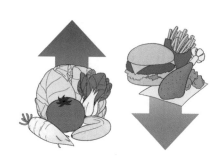会导致动脉粥样硬化的发生和发展，诱发中风、不稳定型心绞痛，甚至心肌梗死的发生。高脂血症也被称为"无声的杀手"。

2. 脂肪摄入 脂肪的摄入量宜控制在每日总热量的30%以下（50~60 g），以食用植物油为主，如玉米油、大豆油及橄榄油等。避免黄油、起酥油、猪油（五花肉）及牛油等饱和脂肪酸与反式脂肪酸的摄入。对于已经出现高血脂的患者，每天摄入的油量应该控制在20 g以下。尽量减少炒菜，采用蒸、煮等方法烹饪。

3. 胆固醇摄入

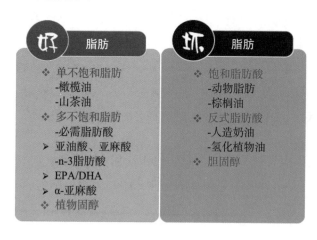

好 脂肪	坏 脂肪
❖ 单不饱和脂肪 　-橄榄油 　-山茶油 ❖ 多不饱和脂肪 　-必需脂肪酸 ➤ 亚油酸、亚麻酸 　-n-3脂肪酸 ➤ EPA/DHA ➤ α-亚麻酸 ❖ 植物固醇	❖ 饱和脂肪酸 　-动物脂肪 　-棕榈油 ❖ 反式脂肪酸 　-人造奶油 　-氢化植物油 ❖ 胆固醇

（1）胆固醇含量较多的食物（mg/100 g）：

1）动物大脑：猪脑3 100、牛脑2 670、羊脑2 099；

2）各种蛋黄：皮蛋2 015、鸡蛋1 705、鸭蛋1 522；

3）鱼籽、蟹黄：桂鱼籽495、鲫鱼籽460、蟹黄460；

4）某些鱼类：凤尾鱼330、墨鱼275、鱿鱼265；

5）动物内脏：鸭肝515、鸡肝429、猪肝369，猪肾405、牛肾340、羊肾340，牛肚340、猪肚159、羊肚124，猪肺314、牛肺234、羊肺215。

（2）胆固醇含量较少的食物（mg/100g）：

1）羊奶34、牛奶13、酸奶12；

2）猪肉77、牛肉63、羊肉65；

3）桂鱼96、鲫鱼93、鲤鱼83、青鱼90。

（3）鼓励吃豆制品：含有豆固醇，可以抑制胆固醇吸收。

（4）每天能吃几只鸡蛋：建议1只/天，鸡蛋中胆固醇含量大约为300 mg/只，且含有丰富的卵磷脂，蛋黄也要吃掉。

4. 生活方式

改变生活方式的建议如表5-6所示。

表5-6　改变生活方式的建议

要　　素	建　　议
减少使低密度脂蛋白增加的营养素 　饱和脂肪酸 　膳食胆固醇	 < 总热量的7% < 200 mg/d
增加能降低低密度脂蛋白胆固醇的膳食成分 　植物固醇 　可溶性纤维素	 2g/d 10~25 g/d

要　素	建　议
总热量	保持理想体重或预防体重增加
体力活动	中等强度，至少消耗 8 937 kJ（200 kcal）/d

（徐　巍）

血液透析患者如何"摆平"高钾血症

1. 什么是钾　钾是生命必需的矿物质，正常血钾浓度为 3.5~5.5 mmol/L，血钾参与机体内糖原与蛋白质代谢，维持细胞内外渗透压及酸碱平衡，保障神经、肌肉的应激性，维持心肌功能，是机体必不可少的元素。但对于肾病患者来说，则需要特别关注这个"沉默的杀手"。

2. 什么是高钾血症　高钾血症一般是指患者血清中钾离子浓度高于 5.5 mmol/L，也有专家认为血钾 > 5.0 mmol/L 即可诊断为高钾血症。

如果血钾 > 6.0 mmol/L，更需积极降钾治疗。高钾血症是血液透析患者比较严重的并发症，主要与少尿、无尿及尿中的钾排泄减少有关。

3. 血液透析患者出现高钾血症的主要原因

（1）钾摄入过多：接受维持性血液透析治疗的患者，在透析充分的情况下钾摄入过多，是出现高钾血症的主要原因。

（2）合并感染：随着透析时间的延长，患者抵抗力下降，易并发全身或局部组织感染，使组织及细胞分解代谢加快，导致高钾血症的发生。

（3）代谢性酸中毒：透析不充分，间隔时间长，钾在体内蓄积、代谢性酸中毒导致患者细胞内钾向细胞外转移，从而出现血清钾离子升高。

（4）药物影响：①中草药，患者服用中草药不当可能引起高钾血症。②其他药物，如血管紧张素转换酶抑制剂、β-受体阻断剂和促红细胞生成素等药物，也是诱发高钾血症的原因。

（5）输入库存血：因为库存血中红细胞裂解释放出钾，因此血液库存越久，含钾量越高。

（6）透析合并消化道大出血时，破坏的红细胞释放钾被吸收入血，导致高血钾。

4. 高钾血症有什么表现及危害　口周和四肢麻木、疲乏虚弱、肌肉酸疼、肢体苍白、湿冷，严重者可能出现胸闷、气短、软瘫、心跳极度缓慢、呼吸困难、反应淡漠、神志恍惚、血压测不到、腱反射消失及窒息等症状，甚至可能出现心脏骤停及死亡。

5. 血液透析患者如何避免高钾血症　钾主要来源于食物，对于肾友而言，因为疾病，摄入的钾不能被及时排出体外，所以要想维持血钾稳定，控制饮食永远是最重要的一步，那些好吃却含钾高的水果和食物，也只能望而却步了。患者要根据自己的血钾水平，决定高钾食物的食用量及食用频率。血钾>6.0 mmol/L时，建议避免所有含钾高的食物，尤其是粗杂粮、坚果及动物内脏等。

6. 厨房降钾的技巧

（1）先切后洗。

（2）先将绿叶蔬菜于大量清水中浸泡半小时以上，再放入大量沸水中焯水。

（3）至于含钾量高的根茎类蔬菜如马铃薯等，应先去皮，切成薄片，浸水后再煮。

（4）推荐多吃瓜菜，如冬瓜、丝瓜等，它们所含的钾比绿叶菜低。

（5）用蔬菜煮成的汤均含钾，应避免"汤泡饭"。

（6）市面上出售的代盐及无盐酱油中钾含量比普通食盐高，不宜多用。

（徐　巍）

血液透析患者如何进行运动锻炼

近年来，不少研究发现运动对慢性肾衰竭患者的身体功能和状况都会产生有益的影响，可以显著改善生活质量。运动治疗的作用是通过运动训练的方式最大限度地恢复已经丧失或减弱的运动功能，提高身体素质，恢复生活自信，最终达到改善身体状况的目的。

1. 运动治疗的作用

（1）提高神经系统的调节能力：尿毒症及其替代疗法可能导致患者出现周围神经病变和脑血管疾病等，65% 的患者有精神方面的抑制，表现为抑郁、自杀倾向或精神综合征。运动可以改善中枢神经系统的协调能力，也能改善体能状态及精神状态。

（2）增强心肺功能：心力衰竭是慢性肾衰竭患者死亡的最常见原因，而高血压是引起心力衰竭的最主要因素。运动可以改善慢性肾衰竭患者的心肺功能。

（3）提高活动耐受能力：运动可以提高慢性肾衰竭患者的活动耐受能力，患者运动后体能的改善主要是运动使血红蛋白和红细胞数量显著增加的结果，运动后活动耐受能力的增强是贫血改善的结果。短期（少于3个月）的运动训练通常不会引起血细胞比容的变化。

（4）维持和恢复运动器官的形态和功能：人体器官的形态和功能是相互依赖的，运动器官的功能活动缺乏，会引起包括肌肉废用性萎缩和关节挛缩僵硬等废用性改变。实践证明，运动训练对运动器官有良好影响。运动可以加快血液循环，改善软骨营养，通过牵拉各种软组织，使肌力和耐力得到恢复和增强。

（5）其他：运动训练对糖、脂质和钙磷代谢有明显影响，可使相关指标得到进一步改善。

2. 运动治疗的禁忌 同腹膜透析。

3. 运动治疗的一般原则 同腹膜透析，但可以酌情进行游泳等体育锻炼。其他注意事项包括以下。

（1）自我感觉良好时运动。发热或感冒时，注意痊愈2天以上再恢复运动。

（2）空腹时不要运动，宜饭后2小时进行运动。

（3）根据季节和环境调整运动方式，适当增减衣物和调整运动时间。

（4）穿着与环境温度相应的宽松、舒适、透气的衣物，穿适合运动的鞋，如跑鞋。

（5）运动前后测脉搏和血压，并做好记录。

（6）以肾静脉导管作为血管通路的患者，运动后如出汗较多，要及时进行导管的护理。

4. 运动项目的选择和运动量的确定 与腹膜透析相似。

（王　靖）

关注血液透析患者的心理健康

世界卫生组织在 1948 年给"健康"下的定义：健康是不仅没有疾病和身体缺陷，还应有良好的生理、心理状态和社会适应能力。这一定义强调了心理健康的重要性。随着社会的发展，物质虽然更加丰富，生活压力却愈加突出，人们的心理健康问题越来越多。维持性血液透析患者作为长久带病生存的特殊群体，其心理问题也同样更为凸显。

1. 影响血液透析患者心理健康的因素

（1）角色改变：不仅是从健康到长期患病状态的改变，还包括工作、生活、家庭中角色的转变和退化。

（2）疾病因素：长期带病和维持治疗的生存状态、各种并发症等；疾病相关的外表和形象受损、生活质量下降、自理能力下降等均是心理健康的"杀手"。

（3）经济因素：不仅会有高昂的经济支出，疾病还会影响工作，使收入明显减少。

（4）社会与家庭的支持：透析龄 15 年以上的患者，一般都有很好的社会保障与家庭支持。

（5）性格与年龄因素：性格对心理健康的影响是不言而喻的。对透析患者而言，年龄越大、社会家庭责任越小，出现心理问题的可能性就越小。

2. 常见的心理问题

（1）恐惧、焦虑：这是透析初期常出现的问题。对透析知识的缺乏，角色的改变，长期治疗的经济、社会压力，对治疗预期的迷茫和长期透析患者现存生活状态的不如意均会造成患者对疾病的恐惧、焦虑甚至悲观、绝望。

（2）抑郁：每周3次的透析占据了患者太多的时间，影响正常的生活与工作，频繁的透析甚至影响患者的就业与发展，导致患者的抑郁情绪。

（3）苦恼与负罪感：长期治疗不仅需要家属的陪伴，治疗支出也影响自身发展和经济收入，正处于青壮年的患者，容易对家庭、社会产生强烈的负罪感：不能做好员工，也无法很好地为父母尽孝、成为子女的榜样和保护伞。

（4）消极、自卑：长期透析治疗使患者和社会接触减少，见识相对减少；经济收入压力、透析疲乏使患者无法专心工作；长期透析远期并发症导致形象改变、自理能力下降，患者容易消极自卑。

（5）孤独、抵触：对于丧偶、离异、老年患者来说尤其突出。长期治疗使患者既脱离了原有的工作圈，又可能面临家庭的变故，特别孤独，也容易产生抵触情绪。

3. 应对策略

（1）做好患者教育：医护人员根据不同患者透析龄、年龄、学历等开展个性化、针对性的患者教育，让患者既能正确面对疾病，也能做好自我护理。

（2）加强病友间的交流：鼓励患者参加医院透析中心组织的肾友会，让病友们相互鼓励，分享治疗心得。

（3）积极预防和处理并发症。

（4）建立家属交流群：家庭的支持对患者最为重要，通过建立家属交流群等方式，不仅可以分享经验和体会，也能及时发现家属的问题，予以疏导。

（5）寻求社会支持：不仅要在医保政策上给予患者指导，也要协助患者在评残、居委会支持、社会福利、低保申请时提供医学证明材料。

（6）鼓励患者创业：帮助患者回归社会，增加自信心。

（7）鼓励患者锻炼和进行户外运动：适当的运动可以减少并发症的发生，提高患者的生活质量并延长生存时间。

（8）必要时求助专业的心理医生。

（费利燕）

如何提高血液透析患者的生活质量

近年来，透析治疗已不再局限于延长尿毒症患者的生命，更注重提高其生活质量。也就是说，透析肾友不仅可以活得久，而且能够活得好。尽管影响血液透析患者预后的因素是多方面的，但对于患者而言，提高透析充分性，纠正高血压、贫血等危险因素，改善营养状态，都可以明显提高生活质量。

1.提高透析充分性　透析的目的是替代原有的肾脏功能，

进行排水、排毒，维持人体水、电解质、酸碱平衡等。因此，规范、充分的透析应做到以下几点。

（1）适时透析：随着残余肾功能下降、饮食限制、毒素蓄积，机体会受到不同程度的损伤，因此建议尿毒症患者遵医嘱适时透析，尤其是合并糖尿病患者、高龄患者及女性患者。透析开始过晚会增加心脑血管并发症的发生率，影响透析中的生命安全和长远预后。

（2）保护残余肾功能：残余肾功能对降低远期并发症、提高生存质量、降低病死率等有关键作用，即使是极低水平的残余肾功能，也应该保护。因此，肾友们仍然要积极治疗原发病、科学饮食、控制高血压、慎用肾毒性药物。同时，血液透析治疗时应避免过度超滤，尽可能地保护残余尿量。

（3）保证次数，丰富方式：当残余肾功能 <2 ml/$(min \cdot 1.73 \ m^2)$ 时，应每周透析 3 次，每次 4~4.5 小时。同时，配合使用高通量血液透析、血液透析滤过和灌流。

2. 营养状态　目前，营养不良已成为影响透析患者预后的重要因素之一。有充足的热量供应才能保证机体利用摄入的蛋白质。美国肾脏基金会《KDOQI 指南》建议 61 岁以下透析患者热量摄入应为 146 kJ（35 kcal）/（kg·d），61 岁以上应为 126~146 kJ（30~35 kcal）/（kg·d）。糖提供的热量应占总热量的 55%~60%，透析患者应以复杂糖类为主（如纤维、多糖等），以避免甘油三酯和血糖过高。此外，维生素尤其是水溶性维生素，以及微量元素的补给也很重要。

对于高磷血症患者而言，需把饮食中的磷控制在 800~1 000 mg/ 天，应选择磷蛋白比值低的动物蛋白（如蛋清、虾肉），还有磷不容易被吸收的植物蛋白（如豆腐），减少摄入含食品添加剂的食物。

透析的充分性和患者的营养状态也是密切相关的，在达到透析充分性的情况下，患者的营养状况可明显改善。

（黄家懿）

第六章 终末期肾病的护理——肾移植

肾移植，你了解吗

肾移植，通俗的说法又叫换肾，就是将健康人的肾脏移植给肾功能衰竭的患者。人体有左右两个肾脏，通常一个健康的肾脏就可以胜任日常的代谢需求，当双侧肾脏功能均丧失时，肾移植是理想的替代治疗方法。肾移植因其供肾来源不同分为自体肾移植、同种异体肾移植和异种肾移植，习惯把同种异体肾移植简称为肾移植，其他两种肾移植则冠以"自体"或"异种"来区别。

哪些人适合进行肾移植呢？几乎所有的终末期肾病患者都被认为是肾移植的潜在适宜人群。目前对患者年龄已没有明确的限制，儿童、青少年都可以接受肾移植。但考虑到手术风险和价值，年龄＞65岁、肥胖、营养不良、血糖控制不佳的糖尿病、严重冠心病和有精神疾病的患者行肾移植需要慎重。严重感染、恶性肿瘤、消化性溃疡、凝血机制严重异常及活动性肝炎的患者不适合做肾移植。另外，因移植后需要终身维持治疗，故经济条件很差的患者，不建议考虑肾移植。

我国目前肾移植供体主要有两种，活体供肾和心脏死亡自愿捐献（DCD）。手术前须做好组织配型，供受者血型必须符合输血原则，否则容易出现超排反应。术前检测患者群体反应抗体（PRA），PRA 水平较高的患者接受移植后易出现排斥反应，应经预处理降低抗体水平，或配型时避开人类白细胞抗原（HLA）所对应的位点，再行移植。

肾移植是所有器官移植手术中成功率最高、预后最好的。那么手术是怎么做的呢？其实，肾移植手术并不是把原来的肾脏切除换个新的，而是将新的肾脏放在人体的髂窝处。将供肾的动脉和髂内动脉或髂外动脉吻合，供肾的静脉和髂内静脉或髂外静脉吻合，输尿管与膀胱吻合。

如果您成功经历了一台肾移植手术，那么意味着万里长征已经走好了第一步，但接下来将有更严峻的考验等着您。移植后，需要终身服用免疫抑制剂，这会导致患者抵抗力较低。因此，肾移植病人最常见的并发症就是感染。与此同时，另外一个常见且危害较大的并发症就是排斥反应，这也是目前导致移植肾失去功能的主要原因。除此之外，肾移植的并发症还有高血脂、高血糖、腹泻及白细胞计数降低等。无论是哪种并发症，切记不可自行减少或者增加药物，应听从主治医生的专业建议，减少可能的风险。

肾移植术后到底可以存活多久？这是千万肾移植患者最关心的一个问题了。目前，我国存活最久的一位肾移植患者已经在接受肾移植后存活四十几年了。随着医疗水平的不断进步，肾移植的 5 年存活率可达到 90%，影响肾移植患者存活的因素有很多，所以，为了新的肾脏能更长久地发挥作用，一定要认真听从专业医生的指导建议。

（曾小君）

肾移植手术

肾移植是将一个有功能的肾移植到一个肾脏功能已经丧失的患者身上。那么，肾移植究竟是怎么做的呢？其实，肾移植手术并不是将新肾脏放在原来肾脏的位置，而是放在人体的髂窝处。之所以选择髂窝，原因如下。

（1）此处血管相对较浅，容易与新肾脏的血管相接，手术操作简单易行。此处有足够的空间容纳移植肾，有髂内动脉、髂外静脉，可以构成移植肾完整的血液循环。此处离膀胱较近，移植肾输尿管可以方便地与膀胱吻合。这些都大大增加了手术的成功率。

（2）整个手术过程未进入腹腔，术后并发症少。

（3）移植肾位置表浅，可以通过触摸来感受其大小和硬度，方便医生及时判断有无排斥反应等，术后又可以随时进行超声检查，观察新肾的血流情况，还有利于进行肾穿刺活检，可谓一举多得。

（4）如果发生了并发症或者其他意外情况，便于二次手术。当然了，肾移植患者在平时的日常生活中一定要格外注意保护好自己的新肾。那原来的肾要不要切掉呢？关于这个问题，原则上是不主张切掉的。首先，原来的肾脏虽然已经衰竭，不足以维持人体的功能需要，但是仍然保留有一定的残肾功能和内分泌功能。其次，切除病肾对患者来说本身就是一次比较大的创伤，会进一步增加手术风险和并发症，得不偿失。

（曾小君）

如何识别肾移植后出现排斥反应

什么是排斥反应呢？简单地说，新移植的肾脏相对于人体来说是个"异物"，当它进入人体后，会受到体内淋巴细胞为主的免疫细胞的"攻击"，这就是医学上的排斥反应，这也是目前导致移植肾失去功能的一个最主要原因。根据排斥反应发生的时间，可以将其分为以下几种。

1. 超急性排斥反应 经常发生在移植术后 24 小时内，它"来势汹汹"，大多数在吻合血管开放后几分钟至几小时发生，移植的肾脏突然变软，由红变紫，并很快停止工作，也有人称之为"手术台上的排斥反应"。超急性排斥反应一旦发生，目前尚无治疗方法，应立即切除移植肾。

2. 急性排斥反应 通常发生在术后 1~3 个月，少数患者也可能在术后数年发生急排。患者表现为体温升高、血压升高、尿少、血肌酐上升。急性排斥反应的发生有时与突然变换抗排斥药有关，有时则与迅速减药有关。另外，感染也可诱发急性排斥反应。发生急性排斥后使用大剂量激素冲击治疗，抗人胸腺细胞球蛋白（ATG）或抗淋巴细胞球蛋白（ALG）对症治疗，控制入水量，必要时行血液透析。

3. 慢性排斥 是影响移植肾长期存活和导致移植肾慢性失功的首要原因，常发生于移植后数月或数年。表现为移植肾功能进行性减退、蛋白尿、高血压、肾体积缩小。应尽早调节免疫抑制剂剂量，减少肾毒性，若移植肾功能减退确实无法逆转，则需行透析，等待再次移植。

（曾小君）

肾移植术前准备

慢性肾衰竭是一种持续渐进的、不可逆的状态。治疗的方式有血液透析、腹膜透析、肾移植。肾移植是其中最佳的选择，特别是对于年轻人来说，具有生存质量高、生存率相对高、患者术后可以回归学校、社会等优势。那么，手术前需要做哪些准备呢？

1. 心理准备　首先要改变观念、调整心理状态，正视并解决问题。您只是生病了，治疗需要进行移植手术而已，移植手术后除了每天需要服用免疫抑制剂，与常人并无明显不同，可以正常工作、学习。应放松心情、轻装静待移植。

2. 家庭准备　肾移植手术需要一定的花费，且术后需终身服用免疫抑制剂，所以手术前家庭需要做好经费的准备，同时做好看护人员的准备。术后康复期为了避免感染，需要给患者安排独立的房间休养，每天紫外线消毒2次，早晚开窗通风。吃饭采用分餐制。

3. 术前准备

（1）配型：由于肾移植供体和受体间存在抗原的差别，是肾移植后排斥反应发生的原因，排斥反应的发生直接影响着移植肾的存活。与移植有关的抗原主要有红细胞ABO血型抗原系统和HLA。为了避免或减少肾移植后发生排斥反应的可能，取得肾移植的成功和使移植肾长期存活，肾移植前必须进行配型。异卵双胞胎之间也需要配型，同卵双胞胎之间则不需要配型。配型项目有：ABO血型配型、淋巴细胞毒交叉试验、HLA配型、PRA。因PRA较高患者接受移植易出现排斥反应，对于此类患者建议暂缓手术，经预处理降低抗体水平或配型时避开 HLA 所对应的位点后再移植。配型抽血不需要空腹。

（2）活体移植需要准备的资料和手续。

1）由活体器官捐献人及其具有完全民事行为能力的父母、成年子女（已结婚的捐献人还应包括其配偶）共同签署的捐献人自愿、无偿捐献器官的书面意愿和活体器官接受人同意接受捐献人捐献器官的书面意愿，即由医院提供的《捐献器官志愿书与知情选择书》。

2）由户籍所在地公安机关出具的活体器官捐献人与接受人的身份证明，以及双方第二代居民身份证、户口本原件（证明中请注明身份证号）。

3）由户籍所在地公安机关出具的能反映活体器官捐献人与接受人亲属关系的户籍证明（证明中请注明身份证号）。

4）活体器官捐献人与接受人属于配偶关系，应当提交结婚证原件或者已有生育子女的证明（证明中请注明身份证号）。

5）自愿捐献器官的公证材料和亲属关系公证材料。

6）《活体器官移植法律问题告知书》（由医院提供）。

7）材料真实性的承诺书（由医院提供）。

8）省级卫生行政部门要求的其他证明材料。

9）办齐以上 1~8 条后，由医生开具《请求伦理审查人体器官采集的申请书》，并由医生交科主任审查签字。患者将所有材料复印 2 份后由医生送医院伦理委员会审批。如通过审批，则将材料报卫健委审批，通过后方可安排手术。

10）以上条款仅供参考，详细情况请咨询您登记移植的医院。

（3）术前常规检查。

1）全面检查心脏、血管、呼吸系统、肝、脾及全身淋巴结。

2）注意有无贫血、水肿、心脏扩大、肺部啰音、胸腔积液、腹水、肝肿大。

3）注意皮肤黏膜有无感染，有无皮肤病。

4）注意有无隐性感染灶（前列腺、盆腔、扁桃体、趾间）。

5）完善心电图、超声心动图、肺部 CT、血液生化等检查，排除感染，做好备血。

（4）详细告知病史：肾移植术前要求患者登记时，要详细告知病史。了解有没有不适合做肾移植的情况，有没有感染，有没有肿瘤、肿瘤控制了多少年等。另外，还要做很详细的评估检查，看血常规、生化指标有没有明显的问题，要看心脏和肝脏情况，看其他脏器能不能耐受肾移植手术，以及能否耐受肾移植手术后的免疫抑制治疗。

（5）控制体重：肾移植前选择肾脏大小时，要根据供体和受体的身高、体重来进行肾脏匹配。所以受者要将体重控制在合理范围内，不能太过肥胖，否则会导致肌酐不容易下降。

中国参考标准：BMI 在 18.5~23.9 之间为体重正常。

因此，患者在移植前期就应先检查自己是否超重，若超重应提前减肥，将体重控制在合理范围内，以便在有合适肾源时，可以比较快地把握住。

（6）术前充分透析：慢性肾功能不全终末期患者术前须充分透析治疗。通过血液透析或腹膜透析，纠正患者的氮质血症、酸中毒、低蛋白血症、水钠潴留和电解质紊乱，维持患者体内环境的相对稳定。此外，在行肾移植前一天尽量进行一次透析，以提高患者对手术的耐受性。

（7）纠正贫血：纠正患者术前的贫血状况，避免多次输血诱发潜在的病毒感染和过敏反应。如果经常输入血液制品，体内容易产生抗体，应尽量避免术前输血。临床一般选择使用促红细胞生成素，可有效纠正患者的贫血。如果贫血严重、难以纠正，应尽量选择输注洗涤红细胞，以减少外来抗原的输入。

（8）控制血压：终末期肾病患者常有高血压，术前应控制血压，积极给予药物治疗，严重高血压患者在进行血液透析后其血压可能会有所下降，应调整血压至 100~140/60~80 mmHg。因为血压过高容易引起手术后出血，血压过低容易引起血容量不足，从而影响移植肾功能的恢复。

4. 登记与等待 一旦决定肾移植，就应该在移植中心进行登记，越早加入等待肾移植的排队名单，就越有机会尽早获得合适的供肾。在接受全部检查、登记后，患者可以回家或者住院等待。

接受亲属供肾的受者，手术日期将提前确定，可根据时间做好相应的入院准备工作。接受 DCD（心脏死亡）供肾的受者由于无法预测得到供肾的时间，应随时与自己的移植医生保持密切的联系，确保医生可以在第一时间通知到您。

肾移植手术前，为避免接到入院通知时因时间仓促和慌张而忘记应带的物品，建议在登记加入等待移植患者的名单时，就准备好入院所需物品，以便随时动身住院。

接到通知后，符合要求的患者入院抽血配型。听通知禁食、禁水！

（曾小君）

肾移植供体有讲究

目前，供肾主要有两个来源，活体供肾与 DCD 供肾。

1. 活体供肾　首先判断供肾的合法性。我国《人体器官移植条例》规定："活体器官的接受人限于活体器官捐献人的配偶、直系血亲或三代以内旁系血亲，或者有证据证明与活体器官捐献人存在因帮扶等形成亲情关系的人员"。"直系血亲"是指父母与子女、祖父母与孙子女、外祖父母与外孙子女。二代以内旁系血亲：如亲兄弟姐妹。三代以内旁系血亲：如姨母、舅父、表兄弟姐妹、伯父、姑母、堂兄弟姐妹等。但是，并非有血缘关系就一定可以捐献，还牵涉到一系列相关的伦理法规问题，以及血型是否相匹配等问题。

2. DCD 供肾　DCD 是心脏死亡后的供体或公民逝世后的器官捐献的供体。供肾的质量是影响移植肾存活的重要因素，在供肾的选择上，理想的 DCD 年龄应在 60 岁以下，无恶性肿瘤、感染、高血压及糖尿病等。

（曾小君）

肾移植术后需要注意的事项及随访安排

肾移植术后，患者如病情稳定，肾功能恢复良好，住院 2~3 周即可出院。

1. 术后注意事项

（1）出院后一般注意事项。

1）患者出院后应严格按照随访时间到移植门诊就诊，并根据医嘱调整随访频率。

2）术后 2 周住院期间，多数患者可拔除移植肾输尿管内的双 J 管，部分患者也可术后 1 个月门诊预约拔除双 J 管。

3）记录免疫抑制剂的用量，保证每次按时按量服药，准备专门的本子记录服药情况，一目了然。

4）记录体温、血压、尿量、体重等，并注意变化，可早期发现异常，并评价严重程度。

5）适当活动，增强体质。减少去人口密集或空气流通差的地方，若去应戴好口罩。移植后半年内是感染的高发阶段，应保持居住环境整洁，尽量减少人员来访，不乘坐公共交通工具，外出佩戴好口罩。

6）建议肾移植术后 1 年，行程序性移植肾穿刺，如有病变，可以早期发现、早期治疗。如有任何不适，如血肌酐升高、尿蛋白阳性、发热等，应及时去移植门诊就诊。

（2）加强体育锻炼。

1）移植术后患者因疲惫状态、抑郁心理、免疫抑制剂不良反应等原因，长久卧床，导致机体缺乏体育锻炼，运动能力下降。这些都可能增加移植术后如高血压、肥胖、糖尿病等并发症的发生。所以，合理、规律、适量的体育锻炼不仅有利于心理健康，促进术后恢复，还可以改善患者血脂、血压水平和胰岛素敏感性，提高生活质量。移植患者可以选择的运动方式是多种多样的，可以是每周 3~5 次的有氧运动，如散步、爬山、慢跑等。也可以有计划、强度适宜地进行抗阻力训练，如俯卧撑、哑铃等。尽量选择舒适、温和、中等强度的运动方式。

2）移植术后患者体育锻炼时应注意，术后2~3个月根据自身恢复情况开始进行适量运动。运动强度要循序渐进。选择安静、舒适、安全的运动环境，运动前做好热身。运动时注意身体反应、呼吸、心跳，如有不适或感觉疲惫，应立即停止运动。运动后做好休息、保暖，补充营养，预防感染。如有不适，应立即就医。

（3）术后饮食护理。

1）移植术后2~3个月内，随着身体的逐渐恢复，以及免疫抑制剂和大量激素的应用，患者的食欲会很快改善，需要的食物热量增加至146 kJ（35 kcal）/（kg·d），糖类需要量占总热量的55%，选择血糖生成指数低的复合糖类，限制小分子糖（葡萄糖、麦芽糖及蔗糖）的摄入，如汽水等糖分高的食物都不能碰。尽量少食用甜食，注意观察血糖，防止合并糖尿病的发生。

2）蛋白质［1.5 g/（kg·d）］摄入也需要增加，以满足伤口愈合和体力恢复的需要。应给予优质蛋白质、高维生素、低盐饮食，多食用具有利尿作用的鱼类，如乌鱼、鲤鱼、鲫鱼，以及冬瓜、薏仁等。配餐可给予高纤维素食物，如燕麦、新鲜蔬菜和水果等。

3）移植后免疫抑制剂的大量应用易引起高脂血症，所以脂肪摄入［42 kJ（10.5 kcal）/（kg·d）］也需要限制饱和脂肪酸和胆固醇的量（300 mg/d），限制烹调用油为25 g/d。

4）水、钠和钾的摄入需要根据具体病情来调整。当肾移植术后肾功能未完全恢复时，往往需要限制如豆类、蔬菜、水果、坚果等高钾食物的摄入。蔬菜食用前用开水焯一下，减少盐和酱油的使用，食材先切片再浸水煮，也可以减少钾的摄入。

5）大量激素的应用可使骨质丢失10%，因此应注意补钙，每天钙需要量为800~1 000 mg，可增加饮用牛奶220~450 ml。此外，可适当食用富含微量元素的食物。

6）低嘌呤饮食：对于肾移植患者来说，高嘌呤饮食容易引起尿酸升高，进而在移植肾中形成尿酸结晶，损害肾功能。因此，要注意采用低嘌呤饮食。低嘌呤食物包括蛋、奶、蔬菜、水果及谷物等，对尿酸水平影响较小。高嘌呤食物有海鲜、动物肝脏、肉汤、紫菜及大豆等，患者应避免食用。

7）由于免疫抑制剂的持续应用，受者的机体免疫力相对较低，因此一定要注意饮食卫生，水果要清洗后烫干净，然后削皮食用。不生吃蔬菜、冷拌菜，将感染的风险降到最低。慎用提高免疫功能的食物，如木耳、香菇、红枣等。由于西柚会增加环孢素浓度，同时服用可能导致环孢素浓度过高引起药物性肾损伤，因此免疫抑制剂治疗期间应避免食用西柚或类似水果。

8）术后近期不要服用冬虫夏草、灵芝、人参、蜂皇浆等补品，可能会提高免疫、诱发排斥反应。

总体而言，饮食方式可以根据自身喜好调整，但注意体重不可过重，严格限制小分子糖类饮食，减少脂肪、胆固醇的摄入，注意补钙，忌用提高免疫功能的食物和其他来源不明的补品，保证食物的新鲜及卫生，高质量的食物可以尽可能地避免感染。

（4）出院后体重的监测：肾移植患者在出院后应每天早上监测体重，这是监测每天的液体出入量是否平衡的一个非常简单、有效的方法。由于单纯地记录尿量很麻烦，日常生活中尤其是外出工作时很难做到，而且每天尿量的多少受当天液体摄入和出汗量的影响，所以尿量的绝对值并不能准确反映移植肾的功能状态。但是体重却可以直观反映每日液体的出入平衡情况。肾移植后患者胃肠道消化、吸收功能改善，加上类固醇激素等药物的作用，患者术后往往食欲会明显增加，引起体重增加。体重增加大多数发生在术后 2~16 个月，会使得每天出入水量的记录产生偏差。患者在肾移植术后 1 年内应严格控制体重。同时，有些免疫抑制剂需要按照体重计算给药的剂量，如果体重明显增加，应适当考虑增加药物的剂量。有意识地控制体重是很有必要的，建议肾移植患者适当减少高脂肪食物的摄入，做菜应尽量少油，合理安排每日饮食。

（5）监测血压、血糖，规律服药：中国是高血压发病率非常高的国家，约 1/3 的尿毒症患者为高血压导致。高血压也是移植肾排斥反应、移植肾动脉狭窄及移植肾功能下降的早期表现及并发症，所以术后定期测量血压尤为重要。一旦出现高血压，可以采取限制盐摄入、适度增加活动量、减轻体重、改善睡眠等方法，如果血压无明显改善，应当就诊寻找原因，服用降压药物进行治疗。因为很多高血压患者早期并无明显症状，往往通过测量血压才能发现，所以肾移植患者血压的定期监测很有必要。

以下可能是您不知道的错误：①认为自己肾性高血压，肾移植后肾功能正常了，血压就应该正常。不是所有的肾性高血压都可以随着肾移植改善，而且肾移植后其他原因导致的血压增高也很常见。②习惯先量血压再服药，血压高就吃，正常就不吃。殊不知这样危害更大，血压的大幅度波动对血管的损伤更严重。

正确的方法是在医生指导下服药，根据血压控制情况增加或减少药物用量及种类，保证平稳降压。

肾移植后新发糖尿病的出现，也要求肾移植术后密切监测血糖。移植术后新发糖尿病概率会增加，定时监测血糖，如果发现血糖升高，按照医嘱使用口服降糖药物及胰岛素进行治疗。

（6）监测尿量：肾移植术后的患者，每天尿量应达2 000 ml以上，如果发现自己每天尿量达不到，需要多喝水。如果喝水后发现尿量没有增多，体重却增加了（需要每天测体重），说明喝的水没有排出来，建议到移植门诊随访。

（7）健康的生活方式：可以减少及避免并发症的产生，延缓移植肾的失功。吸烟和饮酒所引起的心脑血管并发症在肾移植患者中也非常普遍，需要戒酒、戒烟。研究表明，吸烟对于肾移植患者的危害非常大，吸烟者肺功能明显下降，麻醉及手术风险大大增加，术后更容易发生肺部感染，导致带功死亡。吸烟也会引起血红蛋白的异常升高，增加移植受者中风的发生率及死亡率。戒烟、戒酒、规律起居、适当运动，良好的生活习惯能有效提高移植肾的长期存活。

2. 随访安排　肾移植术后需要终身服用免疫抑制剂，所以随访有着非常重要的意义。随访是移植肾长期存活的重要保证。随访时间：术后1个月内，每周随访1~2次；术后1~3

个月，每1~2周随访1次；术后4~6个月，每2~4周随访1次；术后7~12个月，每月随访1次；术后13~24个月，每月随访1次或每季度随访2次；术后3~5年，每1~2个月随访1次，术后5年以上，至少每个季度随访1次。对于移植肾功能不稳定的患者，需酌情增加随访频率。

（曾小君）

肾移植后服用免疫抑制剂期间需要注意什么

移植后，患者就会和一类药物形影不离了，它就是免疫抑制剂，有人称之为移植患者生命健康的"领航员"。现如今都实行个体化治疗方案，医生会根据每位患者自身情况，选用2种或3种免疫抑制剂联合应用，这样可以尽可能地把多种药物的有效应用剂量控制在最低水平，以减少每一种药物的毒性反应，并通过联合用药实现有效抗排斥。但是长期服用免疫抑制剂，如果服用剂量不足，达不到有效血药浓度，会发生急性或慢性排斥，影响移植肾长期存活。如果服用剂量过多，会降低患者的抗感染能力，容易发生严重感染，或出现药物不良反应。因而必须定期随访，进行肝、肾功能、血药浓度等全面检查，在医生指导下调整免疫抑制剂用药剂量。切勿长期不进行随访检查，切勿随意改药、减药、自行停药。除了以上这些，还需要额外注意以下几点。

1. **根据医嘱，定时定量服药**　临床上常会碰到因为不规律服药导致移植肾功能异常的患者，而每个星期甚至每天，都会有患者通过各种渠道提出：医生，今天我忘记吃药了怎么办？器官移植术后受者和移植物的长期存活始终是移植领域最关心的主要问题。影响受者和移植肾长期存活的因素有很多，如受者的服药依从性对免疫抑制剂的血药浓度有很大的影响，擅自减量或者停用免疫抑制剂可直接导致严重的排斥反应，影响移植肾的长期存活。

2. 免疫抑制剂到底应该怎么吃　对于肾移植患者来说，如何进行免疫抑制剂治疗是大家最关心的问题。免疫抑制剂使用需要个性化、合理化，并且提倡联合用药，使用不同药物、合理配合发挥更好的作用，同时减少各自的不良反应。

（1）环孢素。

1）服药时间与频次：每日2次，早、晚各1次，间隔12个小时（如早上9:00、晚上9:00服药）；建议固定服药时间。

2）服药与进食时间：环孢素的吸收受进食的影响，故应空腹服用。

3）不宜食用葡萄柚（汁），因其会影响环孢素代谢，提高其血药浓度。

重点：每日定时服药，每次均空腹服药。

（2）他克莫司。

1）服药时间与频次：每日2次，早、晚各1次，间隔12个小时（如早上9:00、晚上9:00服药）；建议固定服药时间。

2）服药与进食时间：饮食可降低他克莫司的吸收速度和程度，尤其是高脂饮食，故应空腹服用，以使药物被最大程度地吸收。最好用水送服。

3）特殊用法：如有必要，可将胶囊内容物溶于水，经鼻饲管给药。

4）不宜食用葡萄柚（汁），因其会影响他克莫司代谢，提高其血药浓度。

5）重点：每日定时服药，空腹状态用水送服。

（3）他克莫司缓释胶囊。

1）服药时间与频次：每日1次，清晨服用。

2）服药与进食时间：空腹服用。

（4）西罗莫司。

1）服药时间与频次：每日1次；建议固定服药时间。

2）服药与进食时间：应固定在餐前或餐后2小时服药，使西罗莫司在体内的浓度保持恒定。

3）不宜食用葡萄柚（汁），因其会影响西罗莫司的吸收和代谢，提高其血药浓度。

4）重点：每日定时服药，每次均空腹服药或者每次均餐后2小时以上服药。

（5）糖皮质激素。

1）服药时间与频次：每日1次，建议早上7：00—8：00服药，以减少不良反应。

2）服药与进食时间：餐后立即服用，可减少胃肠道不适。

3）重点：每日早餐后服用。

（6）吗替麦考酚酯。

1）服药时间与频次：每日2次，早、晚各1次，间隔12个小时（如早上9：00、晚上9：00服药）；建议固定服药时间。

2）服药与进食时间：推荐空腹服用。

3）重点：每日定时服药，推荐空腹服药。

（7）麦考酚钠肠溶片。

1）服药时间与频次：每日2次，早、晚各1次，间隔12个小时（如早上9:00，晚上9:00服药）；建议固定服药时间。

2）服药与进食时间：空腹服用。

3）重点：每日定时服药，空腹服药。

（8）硫唑嘌呤。

1）服药时间与频次：每日1次或分次服用，具体服用次数应遵医嘱。

2）服药与进食时间：饭后以足量水吞服。

（9）咪唑立宾。

1）服药时间与频次：每日1~3次，具体服用次数应遵医嘱，无论分几次服用，均建议固定时间服用。

2）服药与进食时间：饮食对咪唑立宾的影响不大。

（10）来氟米特：服药时间与频次，每日1次，建议每晚睡前服药。

3. 常用药物的注意事项

（1）环孢素：在我国大概有一半的患者服用环孢素，而另一半肾移植患者也大多有过或长或短服用环孢素的经历。环孢素是脂溶性药物，其不良反应、浓度范围及影响浓度的因素等，详述如下。

1）增加环孢素浓度的药物：①抗真菌药（酮康唑、氟康唑及伊曲康唑等）；②抗生素（红霉素、交沙霉素及多西环素等）；③降压药［拜新同控释片，非洛地平（波依定），地尔硫䓬（恬尔新），氨氯地平（络活喜）等］；④胃动力学药物（吗丁啉，西沙必利），以及口服避孕药等。

2）降低环孢素浓度的药物：①某些抗菌药（利福平，异烟肼，磺胺二甲嘧啶）；②抗惊厥药物（苯妥英钠等）。

（2）他克莫司又称 FK506，20 世纪 90 年代在移植领域推出后就成为实体器官移植中大多数免疫抑制方案的基石。与环孢素相比，他克莫司的使用之所以彻底改变了肾移植的未来，是因为该药具有更高的移植物存活率、更高的药物耐受性、更低的排斥反应发生率及更少的不良反应。

然而，他克莫司浓度监测较复杂，用量不足会增加排斥的风险，而用量过度则会增加不良反应，主要有肾毒性、神经毒性、感染、恶性肿瘤、糖尿病和胃肠道不适等。

1）服用他克莫司应注意：①吃药时间应严格固定，每日 2 次，间隔 12 小时；②他克莫司谷浓度取决于 2 个要素：胃肠道吸收的程度和肝脏药物酶分解的速度。胃肠道对他克莫司的吸收程度受食物影响很大，每次口服 1 mg 他克莫司，只有 0.2~0.25 mg 真正被吸收，如果吃药前后吃米饭、水果等含糖食物，药物吸收利用率将下降至 20% 以下，如果吃油条、煎蛋、炒饭、肥肉之类的高油脂食物，吸收利用率则进一步下降至 10% 以下。可见，维持他克莫司浓度稳定最重要的措施就是服用前后尽量空腹，早晚餐少油饮食，且适当减少食量。早晚两顿的进食时间、食物种类和进食量都要相对固定，让午餐成为一天中唯一可以放开吃的主餐。③他克莫司口服吸收少、个体差异大、治疗窗窄、不良反应较多。因此，用药期间应监测血药浓度。初始给药、调整剂量、加用有相互作用的药物时需在给药 3 天后监测谷浓度，取血检验时间为下次给药前半个小时。一般测定稳态谷浓度作为剂量调整的参考，血药谷浓度控制在 5~10 ng/ml；④当出现超过 1 日的持续呕吐或腹泻，应及时就诊，以免影响血药浓度；⑤他克莫司经细胞色素 P450（CYP450）酶代谢，易与多种药物发生相互作用，使用过程中应避免乱服其他药物。加用药物应及时咨询医生或药师；⑥服药期间应尽量避免的食物：葡萄柚、柚子、柑橘、茶、咖啡、奶酪、胡椒、辣椒、姜、烟草、啤酒、葡萄酒及含酒精的饮料。西柚汁（葡萄柚汁）可升高肾移植患者他克莫司的血药浓度，绿豆食品可降低他克莫司的血药浓度，服药期间应避免食用上述食物；⑦服药期间尽量避免使用中药，尤其应避免：五味子、黄连、甘草、桑黄及贯叶连翘。

2）增加他克莫司浓度的药物：抗真菌药物（克霉唑、酮康唑、氟康唑、依曲康唑等），抗生素（克拉霉素、红霉素、氯霉素等），降压药［氨氯地平（恬尔心）、尼卡地平、硝苯地平（心痛定）等］，消化系统药物［西沙必利、西咪替丁（泰胃美）等］等。

3）减少他克莫司浓度的药物：抗惊厥药［卡马西平、苯巴比妥（鲁米那）］，抗结核药（利福平），某些抗病毒药物（膦甲酸、阿昔洛韦）等。

4. 药物浓度的监测　目前，以环孢素和他克莫司为代表的药物仍然是免疫抑制药物的基础。这类药物本身具有一定的肝、肾毒性及其他不良反应，治疗窗较窄，个体吸收差异较大，一旦药物过量，容易引起肾毒性及其他不良反应，而用药不足又会导致排斥。药物肾毒性和排斥反应引起的肾功能下降在临床上难以鉴别，因此，常规监测这些药物的血药浓度对于保证这类药物的疗效及用药安全十分重要。

谷值浓度：指下次服药前所监测的药物浓度，即服药 12 小时后的浓度，其稳定时间长于峰浓度时间，可以一定程度上反映药物不良反应。

峰值浓度：指服药后 2 小时的药物浓度，基本上反映了服药后的最高浓度，可预测急性及慢性排斥反应，也可以预测药物不良反应。

由于药物吸收和达峰时间的差异，且环孢素有不良反应大、治疗窗窄、口服吸收不完全的特点，需要联合谷值浓度和峰值浓度作为调整环孢素剂量的参考，峰值浓度可以较准确地判断患者的吸收程度，达到更精准的监测。而他克莫司因其 12 小时谷浓度与药物曲线下面积（AUC）有很好的相关性，一般通过监测 12 小时谷浓度的变化来调整药物剂量（表 6-1）。

表 6-1　环孢素和普乐可复的浓度参考

药　物	6 个月之内	6~12 个月	12 个月~3 年	3 年以上
环孢素谷值浓度 TDX 法（ng/ml）	250~350	200~300	150~250	100~200
环孢素峰值浓度 TDX 法（ng/ml）	1 200~1 500	900~1 200	750~900	< 750
普乐可复浓度 TDX 法（ng/ml）	10~15	8~12	5~8	< 5

控制好药物浓度，就能提高移植肾成功率和患者生存率。希望肾友们以积极乐观的精神面对疾病，积极配合治疗。

（曾小君）

肾移植是一劳永逸的治疗方法吗

肾脏移植对于肾病患者来说真的能够一劳永逸吗？成功的移植手术，可以让肾友免除透析之苦，正常工作、生活。饮食的限制也比透析要少，这在提高了患者生活质量的同时，也改善了他们的工作能力及性生活，增加受孕的机会，从根本上治疗了尿毒症。但是肾移植手术需要承担手术的风险，术后需要服用免疫抑制剂药物，会带来较高的感染和癌症的风险。成功的肾移植手术和后期康复有赖于以下几点。

1．良好的身体状况是肾移植的前提条件　为确保肾移植的成功和术后的长期稳定，尿毒症患者应先确定原发病如肾炎已不处于活动期，肾功能已无恢复的可能，在自己身体条件良好的状况下才可以考虑肾移植。

2．手术顺利是肾移植的必要条件　手术前的合适配型、受肾者没有全身性疾病、取供肾时的快速和手术医生精湛的技术都是手术成功的重要保证。

3．排斥反应是肾移植患者随时可能面临的问题　虽然抗排斥药物的效果不断取得进步，改善了移植肾短期的存活率，但对慢性排斥并无多少用处，一旦发生就会导致肾功能逐渐丧失，需再行透析。而且抗排斥药物的长期使用会降低机体的免疫力，造成感染，这是发生排斥甚至患者死亡的主要原因。同时癌症的发生率较非器官移植人群升高。另外，抗排斥药还可能引起肝、肾毒性、高血糖和骨质疏松，这些都是透析患者所没有的不良反应。

4．有并发症及其他潜在疾病的患者要慎重　肾移植虽在一定意义上摆脱了透析，却并不能根治其他已有的疾病如糖尿病、系统性红斑狼疮等，甚至还可能使之恶化，原有的肾脏疾病也可能在移植肾上复发。

（曾小君）

第七章　肾脏疾病的中医学护理

服用中药会伤肾吗

　　滥用中药可能导致肾脏损害。肾脏承担着人体代谢、排毒的重任。以人每天排出 1.5~2 L 的尿液来算，肾脏每天实际上要循环往复地处理 180 L 原尿，是终尿的 100 倍左右。药物的代谢和排泄也依靠肾脏进行，而药物的分子量、脂溶性、蛋白亲和力都会影响肾脏代谢，形成积聚。在肾脏的过滤工序中，一旦药物反复、长期积聚在肾中，容易引发肾损伤。

　　20 世纪 90 年代初，利用中草药减肥较为流行，然而这些中草药含有马兜铃酸，虽具有利湿、清热的功效，但这种成分会损伤肾小管，导致不可逆的肾脏损伤，长期服用可演变为尿毒症。民间常用的"朱砂煲猪心"，其含过量的汞（水银），肝、肾功能不全者不能服用。黄药子是常见的治疗慢性支气管炎的"秘方"，但其中含有毒素，对肝、肾功能有影响，不能久服。"闯下大祸"的龙胆泻肝丸，因为其中含有马兜铃酸，导致很多服药者发生肾脏损害。

　　大多数情况下，医生对症下药，常用的中药肝、肾毒性都比较小，临床也较少报道因长期服用中药而损伤肝、肾的。但如果是一些少用的药物或者有潜在毒性的中药，则应注意服用时间，防止长期服用导致中毒。对明确有肾毒性成分的药物，如马兜铃、青木香、广防已及关木通等，应避免使用。

（王蔚琼）

中医学补肾的常用方法

中医学补肾方法多种多样，如中药、药膳、外治（艾灸、足浴、中药熨烫、针灸）、保健操（太极拳、八段锦）等。

我们每天不妨花几分钟做做腰部按摩，"腰为肾之府"，平时每天早晚按揉或叩击腰骶部、摩擦腰部两侧、扭扭腰臀部等都可缓解腰酸、腰痛症状。

日常生活中有些药膳方也有护肾的作用，比如百合莲子羹，有补肾、养阴、养心安神的作用；六子补肾汤，具有补肾固摄的功效；桑葚茶，可养阴、生津、止渴。

食疗补肾要根据个体体质阴虚、阳虚的不同情况选择食物。肾阴虚的人应以"补肾阴"为主，宜食用桑葚、山药、枸杞子等，尽量少吃辛辣、性偏温热的食物；肾阳虚的人则应适当吃些鹿肉、黑大豆、莲肉等温肾壮阳的食物。而且注意不宜进食高蛋白、高嘌呤饮食，有肾病的患者，应该在医生指导下进行食疗。

（胡晓颖）

中医学养生保健常见误区

误区一：药食同源，所以食物可以治疗慢性病

食物、保健品和药物的根本区别，就在于它们的"效力"不一样。中药中确实存在药食同源的品种，如山药、芡实、莲心等，但在强调它们安全的同时，也要正视它们并不如药物那样疗效迅猛。由于其性质平和，故多用于长期食用以改善体质。很多人经常问："吃中药、西药都治不好，你说说吃什么食品能治好？"这种期待本身就是错误的。因为食物没有那么强的效用，除非长期调养。事实上，越是"效用明显"的食物，越应该小心对待，不能过量，不能吃错了体质。

误区二：只要是食疗就是安全无毒的

很多人热衷"食疗"的原因，就是觉得食物安全，心理上容易接受。食物在正常量的时候是安全的，但吃得足够多，其中的药效成分达到一定水平，就变成了药物。比如，每天喝2两绿豆煮的汤属于正常食物；但喝3斤绿豆煮的水，就变成了损伤身体的药物。

误区三：所有人都可以用同样的食疗方子吗？

很多自封的"专家"喜欢冒充中医，大谈传统养生和食疗。其实，真正的中医学是要辨别体质之后才下药，而且药物配伍也要非常仔细地调匀寒热，绝不可能像"大师"们那样给所有的人都开一类方子。

误区四：慢性病可以用偏方治愈

按西医学的说法，慢性病都是多因素疾病，而且终身无法治愈。这话很客观，但听起来却棘手，远远不如一个偏方搞定的说法那么让人心情愉快。所以，常常有人一旦听说什么药方能够根治慢性病（如糖尿病），就去追捧，赶着去上当受骗，尽管内行一听就知道是骗子的话。饮食也一样，糖尿病也好，高血脂也好，很大程度上的确是吃出来的，也的确可以用饮食的方法令其明显改善，不过这和偏方治病完全不是一回事。那些吃出来的病，比如糖尿病、脂肪肝等，毫无例外都是"冰冻三尺非一日之寒"，是长期营养失调的结果，怎么可能指望用一种食物十天八天就治好呢？要想解决问题，当然要全面改变饮食习惯，平衡营养、增加运动、调整起居，才能消除病因。只要能坚持健康生活，这些"吃出来的病"自然会逐步改善。

（胡晓颖）

中药足浴治疗慢性肾脏病（CKD 5 期）患者轻、中度不安腿

中药足浴药方：黄芪 10 g，伸筋草 10 g，鸡血藤 10 g，白芍 10 g，红花 10 g，桂枝 10 g，艾叶 10 g，甘草 10 g，丹参 10 g，当归 10 g，川芎 10 g，熟地 10 g，怀牛膝 10 g。加水 2 000 ml 煮沸后，文火再煎煮半小时以上，勾兑温水（水温以 40℃为宜，水温下降时可适当加热水）足浴。选用较深的足浴桶，药液要能将整个小腿全部浸泡，直至全身微汗。

中药足浴是现在非常流行的一种泡脚治病的方法，使用特定中药煎煮出的药液进行足浴可以起到镇静、止痛、扩血管、改善微循环及缓解肌肉痉挛的作用。高温足浴可使腿部皮肤毛孔扩张，血液循环加速，药物直接渗入机体，提高药物吸收的浓度，加强药物的疗效。方中黄芪具有大补元气之功效，可使

气血双补，益气、活血、祛风；当归可养血活血，促进血运充足；川芎、鸡血藤可活血行气，祛瘀通络；白芍与甘草可养血柔肝，濡筋化阴；怀牛膝可补肝肾，强筋骨，通血脉；桂枝与黄芪可益气通阳固表；艾叶、伸筋草能祛风寒，除湿肿，活筋络。

需要注意的是糖尿病患者足浴水温不可过高，而且局部有溃疡、伤口的患者忌用中药足浴。

（胡晓颖）

慢性肾脏病（CKD 5 期）患者护肾养身保健操——八段锦

八段锦一般由 8 种动作组成，每种动作都反复多次，并配合气息调理（如舌抵上腭、意守丹田）。八段锦可内炼精气神，外练筋骨皮，整套动作柔和缓慢，适合中老年人、亚健康人群及体质虚弱的康复患者练习。练功时间以子时后、午时前的时间为佳。

预备式：自然站立，两脚平行分开，与肩同宽，头正身直腰松腹，两膝微屈对足尖，双臂松沉掌下按，手指伸直要自然，凝神调息垂双目，静默呼吸守丹田。

"双手托天理三焦"：直立，两足分开，与肩同宽。两臂自然松垂身侧，然后徐徐自左右侧方上举至头顶，两手手指相交叉，翻掌，掌心朝上如托天状，同时顺势踮两脚，再将两臂放下复原，同时两脚跟轻轻着地。如此反复多遍。若配合呼吸，则上托时深吸气，复原时深呼气。这一式的作用在于调理三焦（上焦心肺，中焦脾胃，下焦肝肾），治疗胸闷腹胀，肩背疼痛。

"左右开弓似射雕"：直立，左脚向左近出一步成马步。

两臂在胸前交叉，右臂在外，左臂在内，眼看左手，然后左手握拳，食指翘起向上，拇指伸直与食指成八字撑开。接着左臂向左推出并伸直，头随之左转，眼看左手食指，同时右手握拳，展臂向右平拉作拉弓状。动作复原后左右互换，反复进行数次。如配合呼吸，则展臂及拉弓时吸气，复原时呼气。这一式可疏调肝肺气机，泄三焦之火，治疗胸腹不舒，气郁火升，肩臂疼痛。

"调理脾胃须单举"：直立，两足分开，与肩同宽。右手翻掌上举，五指并紧，掌心向上，指尖向右，同时左手下按，掌心向下指尖向前。动作复原后，两手交替反复进行，反复多次，如配合呼吸，则上举下按时吸气，复原时呼气。这一式可治疗脾胃气虚，乏力身疲，饮食不佳，消化不良。

"五劳七伤向后瞧"：直立，两足分开与肩同宽。两手自然下垂，头部微微向左转动，两眼目视左后方，稍停顿后，缓缓转正，再缓缓转向右侧，目视右后方稍停顿，转正。如此十次。注意后望时吸气，复原时呼气。此式可调畅气血，疏通经脉，治疗劳伤之症，以及肩背疼痛、头痛。

"摇头摆尾去心火"：两足分开，相距约三个足底的长度，双膝下蹲，成"骑马步"。两手张开，虎口向内，按在膝盖上，双肘外撑。以腰为轴，头脊要正，将躯干划弧摇转至左前方，左臂弯曲，右臂绷直，肘臂外撑，头与左膝呈一垂线，臀部向右下方撑劲，目视右足尖。稍停顿后，随即向相反方向，划弧摇至右前方。如配合呼吸，则在转腰时吸气，复原时呼气。这一式可顺气去火，清心安神，治疗头痛、心烦失眠、腰背疼痛。

"两手攀足固肾腰"：直立并足，两膝挺伸，上身前俯，以两手攀握两足趾（如碰不到，不必勉强），头略昂起。然后恢复直立姿势，同时两手握拳，并抵于腰椎两侧，上身缓缓后仰，再恢复直立姿势。反复进行。本式采用自然呼吸，能固肾壮腰，治疗腰部疼痛、难以曲伸。

"攒拳怒目增气力"：两腿分开屈膝成骑马势，两手握拳放在腰旁，拳心向上。右拳向前方缓缓击出，右臂伸直，拳心向下，两眼睁大，向前虎视。然后收回右拳，如法击出左拳，左右交替进行。如配合呼吸，则击拳时呼气，收拳时吸气。此式可疏肝解郁、安神定志，治疗肝郁气滞，心胸不畅，胁痛心烦。

"背后七颠百病消"：直立并足，两掌紧贴腿侧，两膝伸直，足跟并拢提起，离地数寸，同时昂首，作全身提举式。然后足跟轻轻着地复原。反复进行。如配合呼吸，则足跟提起时吸气，足跟着地时呼气。此式可起到松动关节，调整气血，疏通脏腑，治疗周身关节疼痛、诸病烦扰、气滞血瘀之功效。

（胡晓颖）

药膳食疗选材原则

1. 单行　单独用一味药食制作药膳，不存在配伍的关系，如独参汤。

2. 相须　与相似功能的药食相配，以相互增强疗效，如杜仲炖猪腰。

3. 相使　与相似功效的药食相配，明确君臣作用，有主要与次要之分，如石膏竹叶粥用于中暑，石膏注重清热，再以竹叶清心热，米粥养阴，共凑疗效。

4. 相畏　也称相杀，用不同性味功效的药食相配，用一味减轻另一味的不良反应或毒性，例如生姜与螃蟹同煮，可以减少螃蟹的寒性。

（胡晓颖）

慢性肾脏病水肿患者中医学食疗养生

1. 薏苡仁粥

来源：《食医心镜》。

组成：薏苡仁 30 g、粳米 50 g。

功效：健脾利水。

方解：薏苡仁，性味甘淡微寒，可健脾益胃，利水渗湿。《本草新编》说薏苡仁最善利水，凡湿盛在下身者，最宜用之。粳米能健脾养胃，合用煮粥，共凑健脾、渗湿、利水之功。

2. 山药粥

来源：《粥谱》。

组成：生山药 30 g、粳米适量。

功效：健脾补肾。

方解：山药性平味甘，重在补脾，收摄水谷精微，可用于脾虚、食少、浮肿。

3. 冬瓜粥

来源：《粥谱》。

组成：连皮鲜冬瓜 90 g、粳米 50 g。

功效：清热解毒、利水消肿。

方解：冬瓜性凉，连皮鲜冬瓜有利水消肿的功效，可用于慢性肾功能衰竭水肿伴有热证的患者。

4. 冬瓜鲤鱼羹

来源:《食医心镜》。

组成:鲤鱼 500 g、冬瓜 200 g。

功效:健脾益肾、利水消肿。

方解:鲤乃阴中之阳,其功长于利小便,故能消肿胀。冬瓜也可利水消肿。

(胡晓颖)

慢性肾脏病外治法(不寐穴位按摩、便秘耳穴埋豆)

1. 不寐穴位按摩(引阳入阴推拿)

第一式:开天门(推攒竹)。两拇指以"一指禅"自下而上交替直推,由眉心按揉至百会,两眉中间至前百会成一直线,3 分钟。

第二式:推坎宫。双手大鱼际及拇指自印堂沿眉向眉梢成一横线作分推至太阳穴,又称分阴阳、推印堂,3 分钟。

第三式:揉太阳。以蝴蝶飞手法用拇指指端揉按太阳穴,2 分钟。

第四式:揉百会。拇指按或揉,亦称按百会,2 分钟。

第五式:勾风池压安眠。以中指指端由风池勾至安眠处作按压,30~50 次,2 分钟。

第六式:勾廉泉。双手中指由安眠穴顺势勾至下颌廉泉穴,以中指指端勾按 2 分钟。

第七式:按承浆。以一侧食指固定下颌,拇指按压承浆穴,1 分钟。

2. 便秘耳穴埋豆

（1）主穴。

1）肺：耳甲腔中心凹陷处、心区下方。有清泄实、利湿导滞之效。

2）胃：耳轮脚消失处。有和胃消食导滞之效。

3）大肠：在耳轮脚上方的内 1/3 处。主传导糟粕，有清热通便之效。

4）小肠：在耳轮脚上方的中 1/3 处。主消化吸收，有清热利湿、通便之效。

5）三焦：外耳道孔下方与对耳屏内侧下 1/2 连线中点。有理气健脾、补肾利水之效，在治疗中是要穴、气穴、广普穴。

（2）配穴。

1）脾：耳甲腔外上方，在耳轮脚消失处与轮屏切迹连线的中点。有清热利湿、补气通便之效。

2）肾：对耳轮上、下分叉处直下方的耳甲艇处。壮阳气，利水道，为对症穴。

3）内分泌：耳甲腔底部，屏间切迹内 0.5 cm 处。有调节内分泌及消化吸收的功能。

4）神门：三角窝外上象限 1/3 处，有清利湿热之效。

（3）证选穴。

1）实秘：大肠、小肠、肺、胃、三焦、神门。

2）虚秘：胃、小肠、大肠、脾、肾、内分泌、三焦。一些便秘患者可表现为本虚标实之症，故根据当时的主证选穴。如一些病例在早期选用的是实证穴，后期可根据病情变化选取虚证穴位贴压。

（4）操作方法及注意事项。

1）操作方法：清洁耳穴周围皮肤，选取相应耳穴。将胶布剪成 0.5 cm×0.5 cm 大小，中间置王不留行籽或其他药丸 1 粒成药贴，或直接选用耳穴磁珠贴。以探棒将药贴敷贴于所选穴位上，用示指、拇指循耳前后按压至酸沉麻木，或疼痛烧灼为得气，一般按压 3 分钟，一次选穴 5 个。每日按压 3 次，每次每穴 3 分钟，刺激量以最大耐受量为准。5 天换贴 1 次，两耳交替进行；一般 30 天为 1 个疗程或根据病程适当延长。

2）注意事项：耳廓皮肤有炎症或冻伤者，不宜使用；严重耳鸣者禁忌采用磁珠贴；操作时，要安全使用探棒，不可用尖头的锐器，避免皮肤损伤或定穴不准确；避免胶布潮湿或污染，防止皮肤感染；夏天炎热，汗多者，耳穴贴压留置时间一般为 4 天，休息 1 天后再贴压；对胶布过敏伴痒感者，可取下胶布，休息 3 天后再贴压。必要时加贴肾上腺穴，或遵医嘱予以马来酸氯苯那敏等抗过敏；根据中医学理论辨证选穴、配穴，掌握好穴位的特性及主要功能，更好地发挥穴位的协同作用。选穴组方中穴位不宜太多，通常 5 穴，在治疗过程中，穴位要轮换选用，以免气感减弱，影响行效。

（胡晓颖）

糖尿病肾病早期的中医学食疗

怀山药熟地瘦肉汤（怀山药 30 g，熟地黄 24 g，小茴香 3 g，瘦猪肉 60 g，加清水适量，武火煮沸后文火煮 1 小时即可），每日1次，佐午餐吃。

怀山药有补益脾气、滋肾涩精之效，加之其淀粉含量较高，可替代部分主食，在补充热量的同时不会增加蛋白质摄入，对肾脏零负担。熟地黄具有生精补髓、滋阴固肾之效。

（胡晓颖）

慢性肾脏病气虚证中医学养护和管理

气虚之人多表现为体倦乏力、面色苍白、语声低怯，常自汗出，且动则尤甚；或食少腹胀、大便溏泄；或脱肛、子宫脱垂；或心悸怔忡、精神疲惫；或腰膝酸软、小便频多。男子滑精早泄，女子白带清稀、舌淡、脉细弱。

补气养气是调养气虚体质的原则。因此，"养生之要当以食为本"，气虚者更应注意"饮食有节"，以"五谷为养、五果为助、五畜为益、五菜为充，气味、合而服之，以补精益气"；"勿使脯肉丰盈，常令约俭为佳"；还要注意饮食不可偏食，"咸则伤筋，醋则伤骨，故每学淡食"等。中医的食疗及药膳是气虚者首选的辅助治疗方法。

气虚体质者在饮食上要注意选择补气食品，粳米、糯米、小米、黄米、大麦、怀山药、大枣等都有补气作用。还可常食马铃薯、胡萝卜、香菇、豆腐、鸡肉、鹅肉、兔肉、鹌鹑、牛肉、狗肉、青鱼、鲢鱼。若气虚甚，应当选用一些补气药膳进行补养。

黄芪子鸡汤：母鸡约500 g，黄芪30 g，调料少许。将黄芪放入鸡腹内，加调料后煲汤2小时，分2~3次食用。

白参山药鸭汤：鸭1只，白参10 g，怀山药10 g，调料少许。将白参放入鸭腹内煮熟后，加入调料；再加入怀山药煮15分钟即可，分2~4次食用。

薏苡仁红枣粥：薏苡仁20 g，红枣20枚，小米100 g，粳米100 g。将薏苡仁、小米、粳米加水煮熟，加入红枣熬成稠粥即可食用。

（胡晓颖）

慢性肾脏病（3~4期）中医学食疗保健

1. **黄芪赤小豆鲫鱼汤**　黄芪、赤小豆各30 g，鲫鱼500 g，加水共煮，饮汤吃鱼肉，隔日1次。

黄芪性温、味甘，为"补气药之最"，《本草纲目》记载该药"可补诸虚不足、壮脾胃、活血生血"。黄芪还具有消肿、减少尿蛋白、增强免疫力、延缓肾间质纤维化进程等作用。赤小豆性平，味甘而微酸，归心和小肠二经，具有利水消肿、解毒、排脓等功效，《神农本草经》记载该药可以"下水肿、排痈肿脓血"。鲫鱼，性温、味甘，同样具有利水消肿之效，此外还具有益气健脾、清热解毒的功效。《医林纂要》谓鲫鱼"性和缓，引水而不燥，补脾而不濡"。

赤小豆鲫鱼共煮食可减少肾病患者尿蛋白量、升高血清白蛋白，且能改善患者水肿、乏力症状。

2. **胡椒鸡蛋**　白胡椒7粒，鲜鸡蛋1只。先将鸡蛋钻1小孔，然后将白胡椒装入鸡蛋内，用面粉封孔，外以湿纸包裹，放入蒸笼内蒸熟，服用时剥去蛋壳，将鸡蛋胡椒一起吃下。成人每日2个，小儿每日1个。10天为1个疗程，休息3天后，再服用第2个疗程。适用于慢性肾炎脾肾两虚、精血亏虚型。

（胡晓颖）

第八章 其他肾脏疾病的护理

老年人肾脏病诊治中需注意的关键问题

1. 高度警惕继发性肾脏病 老年人慢性肾脏病很多是继发性的，常见病因包括高血压、糖尿病、血管硬化、高尿酸血症、尿路梗阻、肿瘤及不恰当用药等。因此，对于有慢性肾脏病临床表现的老年人，应仔细寻找其病因。有时一次就诊尚不能明确，在随访过程中，仍需注意有无上述继发性肾脏病表现。

2. 老年人慢性肾脏病的进程受全身状况影响非常突出 治疗老年人慢性肾脏病应从评估全身状况入手，只有保护好了全身健康，才可能更好地保护肾脏。老年人慢性肾脏病的治疗目标与年轻患者显著不同，应结合全身各脏器状况，制订合适的治疗目标和治疗方案，分清轻重缓急，切忌只看局部而忽略了全身。

3. 老年人血肌酐水平升高需仔细鉴别 随着平均寿命的延长，器官出现衰老，肾脏也必然会衰老，但肾脏衰老的速度具有明显的个体差异。对于血清肌酐水平升高的老年人，应仔细鉴别，既不能过分强调其"疾病"的一面而给予过度治疗，也不能盲目认为其血肌酐水平升高是增龄所致的自然现象，从而忽略了对病因的探查。老年人的肾功能受全身状况影响非常大，即使是轻度的感染、容量不足、心功能减退、手术、疼痛不适、药物不良反应等，也可能引起血肌酐明显升高。因此，对于老年慢性肾脏病患者，要注意随访肾功能，尤其是遇到上述情况时，应及时监测肾功能，一旦发现血清肌酐水平升高，要第一时间查明原因并及时纠正这些诱因。

4. 老年肾脏病患者的用药管理极其重要　老年人用药有"四多"：因患有多种疾病而吃多种药物，到多个科室看病配药，到相同或者不同科室的多个医生那里配药，多个家属或者护工替老年人配药。另外，老年人对药物的代谢清除速度减慢，出现症状时又不易鉴别。因此，加强对老年肾脏病患者用药的管理和指导是很重要的。在治疗过程中应注意药物不良反应。家属或者老年患者本人，最好把所吃的所有药物全部记录在卡片上。不管哪个科室所开的药物，大部分都是从肾脏排泄出去的，而老年人大多有不同程度肾功能减退，非肾脏病专业的医生，往往不熟悉或者不注重肾功能不全患者药物品种的选择和剂量调整，因不合理用药造成的不良反应屡见不鲜。

5. 老年肾脏病患者应强调定期随访　如上所述，老年人肾脏病经常是全身疾病在肾脏的表现，是继发于其他疾病的结果，但是要识别这些疾病并非易事，尤其是在这些疾病的早期。因此，一次门诊或住院，可能未能发现这些继发性疾病，必须在随访中进一步观察和排除。其次，老年人肾脏病的治疗，要经常性地权衡获益和药物不良反应，在用药上把握"度"十分重要，只有密切随访，才能做到更好的个体化治疗。第三，老年人用药容易出现混乱，定期随访有利于纠正不合理用药。

（毛　卉）

急进性肾炎的护理

1. 什么是急进性肾炎　急进性肾炎又称快速进展性肾小球肾炎，表现为血尿、蛋白尿及短期内进行性肾功能减退，也是肾脏自身疾病导致急性肾损伤的病因之一，病理学通常表现为新月体肾炎。

2. 急进性肾炎严重吗　急进性肾炎是肾小球肾炎中最严重的类型，一旦发生，病情进展快，发病凶猛，如果在疾病早期不能得到及时、有效的治疗，将快速进展至尿毒症。同时在临床治疗上相对棘手，常涉及大剂量的激素冲击治疗，细胞毒药物、免疫抑制剂和新型生物制剂等的使用，以及血浆置换、免疫吸附等特殊的血液净化治疗方法。

3. 急进性肾炎患者的居家护理

（1）休息：保证生活规律、睡眠充足，全身水肿的患者应绝对卧床休息。

（2）运动：应避免剧烈运动及过度劳累，可选择合适、有益的活动，促进新陈代谢、血液循环等，增强体质。平时应注意防寒保暖，防止着凉。

（3）饮食护理：控制饮食，补充营养，给予低盐或无盐饮食，以优质蛋白为主，每天控制在 1~1.2 g/kg 体重，有水肿高血压者，应限制水、盐的摄入，肾功能不全者宜采用低蛋白饮食，避免辛辣、生冷等刺激性饮食，禁止吸烟。

（4）用药护理：应谨遵医嘱，用药需按时按量，定期复查。注意避免服用损害肾脏的药物，及时补充维生素。使用免疫抑制剂和激素的患者，治疗期间要特别注意预防感染，防止呼吸道及泌尿道感染，注意自身的清洁卫生、居住环境的消毒，避免出入公共场所。

（吴薇薇）

肾积水后留置肾盂造瘘管的护理要点

1. 什么是肾盂造瘘　肾盂造瘘术是通过穿刺或切开肾实质把导管送入肾盂内，引流肾盂内的尿液、脓液等，是解决上尿路梗阻、肾积水、肾积脓的手术操作，是快速解决梗阻性肾病引起的急性肾损伤的最有效措施之一。

2. 肾盂造瘘管可能出现的并发症有哪些

（1）出血：少量出血不需要特殊处理。出血量较多时需绝对卧床休息，反复冲洗造瘘管并保持其通畅。严重时需要暂时夹闭造瘘管，待出血停止后再重新开放。

（2）外渗：肾造瘘后通常情况下会有少量尿液外渗，患者一般并无症状；外渗较多时可能出现腰腹胀痛及发热等症状。在保持造瘘管通畅的情况下尿液外渗常可以自行缓解。

（3）造瘘管堵塞：多饮水和不定时挤压造瘘管是防止堵塞的好方法。

（4）造瘘管脱出感染：常由于造瘘管梗阻引起，需及时解除梗阻，并在医生指导下使用抗生素。

（5）异物结石：长期留置造瘘管可能引起继发性结石，

预防的主要方法是多饮水和定期更换引流管。

3. 肾造瘘管如何护理

（1）妥善固定：防止牵拉和滑脱，肾造瘘管在术后2周内严防脱落，否则容易引起尿液外漏，导致感染。如果不慎脱落，应及时就医，并重新行造瘘手术。

（2）正确处理瘘管堵管：如有梗阻或血块阻塞需冲洗时，需在无菌条件下用无菌生理盐水冲洗，每次注入量以5ml为宜，反复冲洗、冲力不可过大。

（3）拔管时间：一般情况下，肾造瘘管的拔管时间应在置管后5~7天，如患者短期内需要再次手术，导管置留时间可延长至2周以上，这是为了患者能够更快形成窦道，改善肾功能，为第2次手术创造条件。拔管前先夹闭引流管观察1天，如无明显憋胀感，即可拔管。

对于需要长期留置造瘘管的患者，通常于术后3个月左右更换肾造瘘管，之后每隔2~4个月更换1次。

（华　燕）

怀孕期间如何预防尿路感染

尿路感染是病原体在尿路中异常繁殖导致的感染性疾病，病原体以细菌为主，也可以由支原体、衣原体、真菌和病毒等其他病原体引起。尿路感染可发生在怀孕的任何时期，孕妇尿路感染的发病率高达7%~11%。孕妇之所以容易发生尿路感染，是因为：①怀孕早期，孕酮分泌增加使肾盂、肾盏、输尿管张力减退，输尿管呈松弛状态，影响排尿对细菌的机械冲刷效果；②妊娠后期，增大的子宫压迫输尿管（尤其是右侧输尿管）可能导致尿液排泄不畅、尿潴留，加快细菌生长；③分娩时膀胱受压、受伤，或剖宫产术后导尿管的使用，更增加了细菌上行性感染的机会。

1. 孕期尿路感染的危害 怀孕期间发生的尿路感染会增加孕妇流产、早产、胎儿宫内发育迟缓、呼吸窘迫综合征、先天性畸形并增加胎儿死亡的危险性；同时孕期菌尿与妊娠高血压、贫血等有一定的联系。少数情况下的由菌尿引起的急性肾盂肾炎会引起感染性休克、急性肾功能减退甚至肾功能衰竭。因此，孕期的尿路感染必须重视并积极防治。

2. 临床症状 急性膀胱炎是最常见的尿路感染，典型的临床表现为尿急、尿频及尿痛等膀胱刺激症状，部分患者同时合并会阴部或膀胱部位的烧灼感，但也有部分患者妊娠期尿路感染仅表现为腰酸症状而无其他不适。急性肾盂肾炎相对少见，常伴高热、寒战和腰酸等全身症状，一旦出现，需立即就医。

3. 日常预防

（1）孕妇进行系统、科学的产前检查，如有异常应尽早治疗。

（2）必须保持良好的个人卫生，选用质地柔软、透气的纯棉布料的内裤，每日更换。每天进行1~2次外阴清洗。增加每日饮水量，摄入水量应保持在800~1 000 ml，以增加每日排尿量，减少细菌繁殖及滋生。

（3）睡觉时保持左侧卧位以便尿液引流；孕期应节制或者避免性生活，如同房后需要立即排尿。

（4）养成良好的饮食习惯，进食高蛋白、富含纤维素的食物，适当进行运动，增强免疫力和抵抗力。如有糖尿病或者血糖异常的孕妇，应加强血糖监测，采取积极的血糖控制措施。

（5）对孕妇进行健康宣教，使其明确妊娠期尿路感染的危害性，以便及早采取行之有效的预防措施。

（6）一旦发现菌尿，无论有无症状，都必须在专业医生指导下接受有效和安全的抗感染治疗。

（项　波）

育龄期女性肾脏病患者的妊娠问题

不少育龄期的女性肾脏病患者，常常为生育问题烦恼。女性肾脏病患者是否可以生育？妊娠期和分娩后有哪些注意事项呢？

1. 不建议妊娠的情况

（1）合并高血压：孕妇容易出现子痫、心力衰竭等并发症，也容易引起胎儿死亡。

（2）肾功能减退：妊娠会加重肾脏负担，尤其是当孕妇肾小球滤过率低于 60 ml/（min·m^2），妊娠的过程会进一步促进肾脏疾病进展。

（3）肾脏疾病活动：患者常合并中等量以上的蛋白尿和低蛋白血症，这种情况下的妊娠，不仅母体有高凝倾向，容易发生血栓等并发症；同时母亲的低蛋白血症也会导致早产、胎儿发育迟缓等。另一方面，治疗疾病的许多药物都有致胎儿畸形和死亡的风险。

2. 适合妊娠的条件　对于病情稳定 2~3 年以上，不再需要接受糖皮质激素和其他免疫抑制剂治疗的患者，肾功能正常、无高血压、24 小时尿蛋白定量在 0.5 g 以下的育龄期女性，可以在产科医生和肾脏科医生的共同密切监护下计划妊娠。需要强调的是，上述满足妊娠条件的肾病患者，仍属"高危孕妇"，在妊娠过程中可能会出现肾脏疾病的再次活动，必要时可能需要终止妊娠。

3. 孕前孕中的护理要点

（1）计划怀孕前，要经产科和肾科医生全面评估，经允许后才可以计划妊娠。

（2）孕期每日规律监测血压并记录。观察水肿和体重的变化。每月规律随访尿常规、24 小时尿蛋白定量和肾功能。在妊娠后期，需要每周查 2 次尿常规。如病情反复，需及时就诊，并根据病情增加监测频率。

（3）健康、科学饮食，控制钠盐摄入，补充足量维生素以增强体质。

注意防寒保暖，预防上呼吸道感染。保持会阴部清洁，避免性生活，减少尿路感染机会，还应注意皮肤、口腔的清洁。

（4）放松心情，保证充足的睡眠时间和良好的睡眠质量。

（方　艺）

图书在版编目(CIP)数据

肾脏护理跟我学/方艺,丁小强,沈波主编.—上海:复旦大学出版社,2022.6
(健康小红书)
ISBN 978-7-309-15998-1

Ⅰ.①肾… Ⅱ.①方…②丁…③沈… Ⅲ.①肾疾病—护理 Ⅳ.①R473.6

中国版本图书馆 CIP 数据核字(2021)第 221824 号

肾脏护理跟我学
方 艺 丁小强 沈 波 主编
责任编辑/江黎涵

复旦大学出版社有限公司出版发行
上海市国权路 579 号 邮编:200433
网址:fupnet@ fudanpress.com http://www.fudanpress.com
门市零售:86-21-65102580 团体订购:86-21-65104505
出版部电话:86-21-65642845
上海丽佳制版印刷有限公司

开本 890×1240 1/32 印张 7.125 字数 154 千
2022 年 6 月第 1 版第 1 次印刷
印数 1—11 000

ISBN 978-7-309-15998-1/R·1918
定价:60.00 元